CHANGJIAN NEIFENMI YU DAIXIE JIBING ZHENLIAO JINZHAN

常见内分泌及代谢疾病
诊疗进展

主编　李春花　迟庆霞　韩　莹　张晓琳

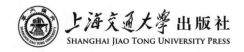

上海交通大学出版社
SHANGHAI JIAO TONG UNIVERSITY PRESS

内容提要

本书简要介绍了内分泌系统的基础知识，详细介绍了临床常见内分泌及代谢疾病。本书紧扣临床，简明实用，图表清晰，资料新颖，有助于临床内分泌科医师对疾病迅速作出正确的诊断和恰当的处理。本书适合临床内分泌科医师及在校医学生参考使用。

图书在版编目（CIP）数据

常见内分泌及代谢疾病诊疗进展 / 李春花等主编

. --上海 ： 上海交通大学出版社，2023.12

　ISBN 978-7-313-29364-0

　Ⅰ．①常… Ⅱ．①李… Ⅲ．①内分泌病－诊疗②代谢病－诊疗 Ⅳ．①R58

中国国家版本馆CIP数据核字（2023）第169953号

常见内分泌及代谢疾病诊疗进展
CHANGJIAN NEIFENMI JI DAIXIE JIBING ZHENLIAO JINZHAN

主　　编：李春花　迟庆霞　韩　莹　张晓琳

出版发行：上海交通大学出版社　　　　　　地　　址：上海市番禺路951号

邮政编码：200030　　　　　　　　　　　　电　　话：021-64071208

印　　制：广东虎彩云印刷有限公司

开　　本：710mm×1000mm 1/16　　　　　经　　销：全国新华书店

字　　数：195千字　　　　　　　　　　　　印　　张：11.25

版　　次：2023年12月第1版　　　　　　　插　　页：2

书　　号：ISBN 978-7-313-29364-0　　　　印　　次：2023年12月第1次印刷

定　　价：198.00元

编委会

主　编

李春花（山东省济宁市第三人民医院）

迟庆霞（山东省青岛市黄岛区人民医院）

韩　莹（山东省邹平市人民医院）

张晓琳（山东省诸城市中医医院）

副主编

单士西（山东省泰安市中医二院）

董　丽（江苏省南京市红十字医院）

赵晓鹏（河北省沧州市中心医院）

汪春燕（湖北省黄冈市黄梅县人民医院）

前言

　　内分泌及代谢疾病是一类涉及多个器官和组织，诊断与治疗均较为困难的疾病。随着经济的发展和人们生活水平的提高，内分泌及代谢疾病越来越常见，如与饮食习惯和体力活动减少密切相关的肥胖症、糖尿病及糖原贮积病等疾病的发病率均有上升的趋势，其中，糖尿病发病率已升至世界第一位。因此，合理有效地提高内分泌及代谢疾病的诊疗和预防水平，对于人类健康水平及生活质量的提高尤为重要。近年来，随着分子和细胞生物学技术的迅猛发展与广泛应用，使内分泌领域从广度到深度都获得了突飞猛进的发展，其面貌已焕然一新。为了提高广大医务人员对内分泌及代谢疾病的认识和诊疗水平，编者们总结自身多年的临床工作经验，并结合当前最新的文献资料，编写了《常见内分泌及代谢疾病诊疗进展》。

　　本书共分6章，先简要介绍了内分泌系统的基础知识；然后详细介绍了临床常见内分泌及代谢疾病，包括糖尿病及其并发症、下丘脑-垂体疾病、甲状腺疾病、甲状旁腺疾病、肾上腺疾病等。编者们针对上述疾病简明扼要的介绍了病因和发病机制，重点阐述了临床表现、诊断与鉴别诊断、治疗与预防等内容，可帮助临床内分泌科医师根据不同患者的实际情况选择最有效的诊疗方案。在本书编写过程中，编者们参阅了国内外最新的内分泌及代谢疾病诊疗指南，并紧密结合目前临床诊疗实际情况，以期达到科学性、实用性、权威性的完美结合。本书紧扣临床,简明实用,图表清晰,资料新颖,对于帮助临床内分泌科医务工作者处理相关问题具有一定的参考价值,也可供各基层医师和在校医学生学习和研究使用。

由于内分泌领域发展迅速,加之编者们日常工作繁重、编写时间紧张、编写经验有限,书中难免有不足之处,望各位读者提出宝贵意见,以便修正。

《常见内分泌及代谢疾病诊疗进展》编委会

2023 年 6 月

第一章

内分泌系统的生理与病理生理

第一节 概 述

一、内分泌的现代概念

神经系统和内分泌系统从功能的角度来看,是相互联系、相互作用和相互配合的两大生物信息传递系统,对维持机体内环境相对稳定有极其重要的作用。近些年来发现,细胞因子作为免疫递质,是继神经递质和激素后体内第三大类调节因子,形成了神经-内分泌-免疫系统的轴心,参与多种生理活动。其缺乏和亢进(细胞因子产生异常或受体表达异常)均会导致病理性改变。激素、神经活性物质及与免疫系统密切相关的某些信息分子均为化学信息物质。

随着内分泌研究的发展,关于传递激素方式的认识亦逐步深入。除大多数激素经血液运输,可达到远距离靶组织外("远距分泌"),还可通过扩散而作用于邻近细胞("旁分泌")。另外,也可沿轴突借轴浆流动而远送至所连接的组织(如神经垂体),或经垂体门脉流向腺垂体;这两种情况是丘脑神经激素传送的方式,称为"神经分泌"方式。

内分泌细胞有的比较集中,形成腺体,如腺垂体、甲状腺、肾上腺、胰岛、甲状旁腺、卵巢及睾丸等,即所谓腺体内分泌系统。由弥漫性分布于各组织的内分泌细胞、旁分泌细胞、神经元或特殊组织细胞构成的神经内分泌功能的通信网络系统,其主要产物是肽类,也可是胺类介质及其他激素样物质,组成了弥漫性内分泌系统。

二、弥漫性内分泌系统

(一)胺前体摄取及脱羧细胞系统(APUD 系统)

具有摄取胺前体,进行脱羧而产生肽类或活性胺能的细胞,统称 APUD 细胞。APUD细胞分布广泛,除主要见于神经系统和消化系统外,也散在分布在许多器官组织。

1.神经系统

在中枢及外周神经系统中,能分泌神经肽的神经元称为神经内分泌细胞。中枢内产肽神经元大多位于下丘脑的某些神经核内。近来发现肽能神经元是构成自主神经系统的重要部分。神经肽即存在于神经元胞体,也存在于末梢部,且可和经典递质共同存在于同一神经元中。神经肽可起着非胆碱能和非肾上腺素能的递质系统的作用。

2.消化系统

在胃肠道的黏膜层内,不仅存在多种外分泌腺体,还有多种内分泌细胞,这些细胞分泌的激素,统称胃肠激素,其化学结构上属于肽类。胃肠激素的主要功能是与神经系统一起,共同调节消化器官的运动、分泌、吸收等活动。胃肠黏膜内包含着20多种内分泌细胞。其总数超过了体内所有内分泌腺中内分泌细胞之总和(表1-1)。

表 1-1　胃肠激素的分布

激素	内分泌	分布	位于消化道神经
胃泌素	G	胃窦,十二指肠	无
缩胆囊素	I	十二指肠,空肠	有
促胰液素	S	十二指肠,空肠	无
抑胃肽	K	小肠	无
血管活性肠肽	DL	胰	有
胃动素	EC_2	小肠	无
P物质	EC_1	全胃肠道	有
神经降压素	N	回肠	无
生长抑素	D	胃,十二指肠,胰	有
脑啡肽	未定名	胃,十二指肠,胆囊	有
胃泌素释放肽	P	胃,十二指肠	有
胰多肽	D_2F	胰	无
胰高血糖素	A/L	胰或小肠	无
YY肽	未定名	小肠,结肠	无

(二)介质与生长因子系统

目前较明确的介质有肾上腺素、去甲肾上腺素(NA)、组胺、5-HT、肝素、缓激肽、血缓舒缓素、血管紧张素(AT)、前列腺素(PG)及白三烯等。神经肽中的血管活性肠肽(VIP)、P物质(SP)、生长抑素(SS)、脑排肽(ENK)等也归于传递介质。由于介质通常在浓度为激素的1/1 000时即有活性,虽然它们也可能释放进入血循环,但活性期很短,多数就地灭活,故一般起旁分泌或自分泌的作用。

生长因子是一类介于激素与介质之间的具有调节细胞增殖分化功能的生物活性物质。有学者把生长因子与细胞因子、调节肽、细胞生物反应修饰物等视为同义词概念。较重要的生长因子主要为胰岛素样生长因子(IGF)、神经生长因子(NGF)、松弛素、表皮生长因子(EGF)、转化生长因子(TGF)、血小板衍生生长因子(FDGF)、肝细胞生长因子(HGF)、成纤维细胞生长因子(FGF)、内皮细胞生长因子(ECGF)、造血细胞集落刺激因子(CSF)、红细胞生成素、白细胞介素(IL)、肿瘤坏死因子(TNF)、骨衍生生长因子(BDGF)、软骨衍生生长因子(CDGF)、骨衍生骨吸收促进因子(BDRS)、乳腺衍生生长因子(MDGF)及卵巢生长因子(OGF)等。

三、激素的分类

按化学性质,激素可分为胺和氨基酸类、类固醇类及多肽蛋白类三大类别。由于靶细胞从血管、淋巴管系统或细胞外间隙中选择某种激素起反应能力取决于其激素特异性受体的存在,依据它们的主要特征,三大类化学性质不同的激素可归为两大类别。①肽类和儿茶酚胺类:为水溶性,通过接触细胞表面受体自细胞外介导它们的作用。②类固醇类和甲状腺素:为脂溶性,进入细胞后起作用(表1-2)。

表 1-2　激素的特点及分类

特点	肽类和儿茶酚胺类	类固醇类和甲状腺素
合成和降解		
生物合成	单肽和激素原	复合酶
腺体外转化	罕见	少
形成前储存	较多	少
降解产物	不可逆灭活	可保留或重获活性
循环中状态	游离型,半衰期短(数分钟)	与血浆结合,半衰期长(数小时)
血浆浓度	波动快	变化慢
受体	细胞表面	细胞内
主要机制	激活预先形成的酶	刺激蛋白质重新合成
作用的开始	迅速(数秒钟至数分钟)	缓慢(数小时)

(一)胺和氨基酸类

本类激素有其类似信息物可分为三类。①腺体激素：甲状腺素（T_4）、三碘甲腺原氨酸（T_3）、肾上腺素、褪黑素。②兴奋性神经递质：乙酰胆碱（Ach）、多巴胺（DA）去甲肾上腺素（NA）、肾上腺素、5-HT、组胺、谷氨酸、天门冬氨酸等。③抑制性神经递质：5-HT、γ-氨基丁酸、甘氨酸、牛磺酸、脯氨酸、丙氨酸、丝氨酸等。

(二)类固醇类

本类激素及其类似信息物包括以下几点。①肾上腺类固醇：糖皮质激素（皮质醇）、盐皮质激素（醛固酮）、肾上腺雄激素。②性激素：睾酮（T）、双氢睾酮（DHT）、雌二醇（E_2）、雌酮（E_1）、雌三醇（E_3）、孕酮等。③维生素 D：维生素 D_3、$25(OH)D_3$、$1,25-(OH)_2D_3$ 等。④花生四烯酸或不饱和脂肪酸代谢物，前列腺素（PG）及其衍生物、白三烯等，这类激素主要通过与胞浆外膜作用表现旁分泌素或自身分泌素的生物效应，故有别于类固醇激素。

(三)多肽蛋白类

本类激素及其类似信息物可分为四类。

1.神经递质或神经调节物

P 物质（SP）、K 物质（SK）、神经介素 B、神经介素 K、血管活性肠肽（VIP）、脑啡肽（ENK）、生长抑素（SS）、神经降压素（NT）、缩胆囊素（CCK）、胃泌素释放肽（GRP）、铃蟾肽、胰多肽（PP）、酪酪肽或 YY 肽（PYY）、酪 N 肽或 Y 神经肽（NPY）、组异亮氨酸肽（PHI）、β-内啡肽（β-END）、促肾上腺皮质激素（ACTH）、α-促黑激素（α-MSH）、强啡肽、8-精缩宫素、升压素、血管紧张素 II（AT-II）、降钙素基因相关肽等。

2.神经激素

缩宫素（OX）、升压素或抗利尿激素（VP 或 ADH）、下丘脑各类释放因子或释放抑制因子等。

3.内分泌激素

ACTH、促甲状腺激素（TSH）、促黄体生成素（LH）、促卵泡激素（FSH）、人绒毛膜促性腺激素（HCG）、生长激素（GH）、催乳素（PRL）、胰岛素、胰岛素样生长因子（IGF）、表皮生长因子（EGF）、松弛素、神经生长因子（NGF）、红细胞生成素、甘丙肽、胰释放抑制素、胰高血糖素、肠高血糖素、SS、抑胃多肽（GIP）、胃泌素、促胰液素、胃动素、CCK、甲状旁腺激素（PTH）、降钙素（CT）等。

4.旁分泌或自身分泌作用的信息物

SP、VIP、SS、AT、PP、PYY、激肽及各种生长因子等。

四、激素的作用及作用机制

(一)激素的作用

激素的作用可归纳为五方面。

1.维持内环境的稳定性

许多激素参与调节和稳定体液及其电解质含量、血压和心率、酸碱平衡,体温及骨骼、肌肉和脂肪团块的组成。

2.维持体内代谢的稳定性

通过调节蛋白质、糖和脂肪等物质的代谢与水盐代谢,维持代谢的稳定,并为生理活动提供能量和调整能量代谢。

3.促进细胞的分裂与分化

确保各组织、各器官的正常的发育,成熟及生长,并影响衰老过程,如生长素、甲状腺激素、性激素、胰岛素等便是以促进形态变化为主的激素。

4.促进生殖器官的发育与成熟

调节包括受精、受精卵运行、着床、怀孕及泌乳等生殖过程。

5.影响中枢神经系统及自主神经系统的发育及其活动

这主要与学习、记忆及行为有关。

以上五方面的作用有时难以截然分开。而且不论是哪一种作用都只能对机体的生理过程起加速或减慢的作用。从本质上讲,激素仅仅起着"信使"的作用,传递信息而已。

(二)激素的作用机制

无论是含氮激素(肽类、胺类、蛋白质类),还是类固醇类,在血液中的浓度均很低,一般在毫克(mg/dL)甚至皮克(pg/dL)数量级,这样微小的数量能够产生明显的生物学作用,先决的条件是激素可以被靶细胞的接受位点或受体所识别。关于激素在分子水平起作用的问题含氮激素与类固醇的作用机制不尽相同。

1.含氮激素作用机制——第二信使学说

其主要内容包括:①激素可以看作第一信使,它可以与靶细胞膜的受体结合。②这一结合随即激活膜上的腺苷酸环化酶系统。③在 Mg^{2+} 存在的条件下,ATP 转变为环磷酸腺苷(cAMP)。cAMP 是第二信使,信息由第一信使传给第二信使。④cAMP 使无活性的蛋白激酶转为有活性,从而激活磷酸化酶,引起靶细胞的固有的反应,如腺细胞分泌、肌肉细胞收缩与舒张、神经细胞出现电位变化、细胞膜通透性改变、细胞分裂与分化及各种酶反应等。

由于 cAMP 与生物效应的关系不经常一致,人们一直致力于寻找其他的第二信使。现在已有环磷酸鸟苷酸(cGMP)、Ca^{2+} 与前列腺素等陆续被认为可能是第二信使。此问题有待进一步研究。近年来关于细胞膜内磷酸肌醇可能是第二信使的观点备受重视。根据这一学说,在激素作用下细胞膜的磷脂酰肌醇(PI)在磷脂酶 C 的催化下转变为三磷(1,4,5)肌醇(I)与甘油二酯(DG)。三磷肌醇可使细胞内储库的 Ca^{2+} 释放出来,而 DG 则转变为磷脂酸(PA)作为 Ca^{2+} 的载体,使细胞外的 Ca^{2+} 经钙离子通道流入细胞内,进一步提高脑浆内 Ca^{2+} 的浓度,增加的 Ca^{2+} 可与钙调蛋白结合,起激发细胞生物反应的作用。

2.类固醇激素作用机制——基因表达学说

类固醇激素分子小而有脂溶性,可透过细胞膜进入细胞,在进入细胞之后经过两个步骤影响基因表达而发挥生物学作用:①激素与脑浆受体结合,形成激素-胞浆受体复合物,此复合物在 37 ℃下发生变构,因而获得透过核膜的能力。②与核内受体相互结合,转变为激素-核受体复合物,进而启动或抑制 DNA 的转录过程,从而促进或抑制 mRNA 的形成,并诱导或减少新蛋白质的生成。

总之,类固醇激素可进入靶细胞内,刺激特异性 RNA 分子的积聚,使酶或酶群合成增加,从而催化某个特异性代谢途径。

第二节　应激时神经内分泌反应

应激是指机体在受到各种内外环境因素刺激时所出现的非特异性全身反应。任何躯体的或心理的刺激,只要达到一定程度,除了引起与刺激因素直接相关的特异性变化外,都可以引起一组与刺激因素的性质无直接关系的全身性非特异性反应。如环境温度过低或过高、手术、中毒、恐怖的环境等,除引起原发因素的直接效应外(如会引起组织创伤,中毒毒物的特殊毒性作用,以及心理刺激所引起的恐怖、悲伤、抑郁等),还出现以交感-肾上腺髓质和下丘脑-垂体-肾上腺皮质轴兴奋为主的神经内分泌反应及一系列功能代谢的改变,如心跳加快、血压升高、肌肉紧张、胃肠松弛、分解代谢加快、负氮平衡、血浆中某些蛋白浓度升高等。不管刺激因素的性质如何,这一组反应都大致相似。这种对各种强烈刺激的非特异性反应称为应激或应激反应,而刺激因素则被称为应激原。

应激反应是机体提高对强烈刺激的适应、保护能力的机制之一。如一个人发生大出血,则机体的应激反应将有利于止血,并维持其血液循环。应激原过强,如失血过多,机体自身的应激反应无法战胜应激原时,则出现血压下降、循环衰竭以至死亡。过度的应激反应也可导致疾病,甚至死亡。如在严重的创伤、大手术等情况,强烈的应激反应常可导致上消化道的广泛糜烂、溃疡、渗血,使病情恶化。

如上所述,应激时,交感神经兴奋肾上腺髓质分泌增多(即下丘脑-交感-肾上腺髓质反应)和肾上腺皮质激素分泌增多(即下丘脑-垂体-肾上腺皮质反应)是最重要的。但除此之外,应激时还有许多激素增多或减少。应激时不仅有内分泌系统分泌的经典的激素变化,特别在损伤性应激时还有分散的细胞所分泌的"组织激素"或细胞因子(根据新的概念,这些也属于激素)的增多。

一、交感-肾上腺髓质系统

应激时交感神经兴奋,血浆肾上腺素、去甲肾上腺素和多巴胺的浓度都升高,其反应非常迅速。一旦刺激消除恢复得也很快。如运动员比赛结束后一个多小时,血浆儿茶酚胺浓度已恢复正常。对将执行的死刑犯的检测表明,其血浆去甲肾上腺素可升高 45 倍,肾上腺素升高 6 倍。低温、缺氧也可使去甲肾上腺素升高 $10 \sim 20$ 倍,肾上腺素升高 $4 \sim 5$ 倍。但在病理条件下,由于病理性刺激的持续作用,血浆儿茶酚胺可长期维持在高水平,如大面积烧伤患者,血浆中去甲肾上腺素和肾上腺素的浓度可分别为 (818 ± 151) pg/mL 和 (184 ± 44) pg/mL,尿中去甲肾上腺素和肾上腺素的排出量也增多,这种变化一直持续到濒死期。

交感-肾上腺髓质反应的防御意义主要表现在三方面。

(1)心跳加快,心收缩力加强,有利于提高每搏输出量和每分输出量。外周小血管阻力增加,由于血液重新分配,有利于维持冠状循环和脑循环。

(2)促进糖原分解,升高血糖;促进脂肪动员,使血浆中游离脂酸增加。从而保证了应激时机体对热量需要的增加。创伤、烧伤患者的代谢率显著增高,其增高的程度和儿茶酚胺的分泌和排出量在一定范围内呈平行关系。

(3)儿茶酚胺对许多激素的分泌有促进或抑制作用。儿茶酚胺分泌增多是引起应激时多种激素出现变化的重要原因(表1-3)。

表 1-3　儿茶酚胺对激素分泌的作用

激素	作用	受体
ACTH	促进	β、α
胰高血糖素	促进	β、α
胰岛素	抑制	β
生长素	促进	α
甲状腺素	促进	α
降钙素	促进	β
肾素	促进	β
红细胞生成素	促进	β
胃泌素	促进	β

　　应激时儿茶酚胺分泌增多是一种防御反应,因此严重的创伤、烧伤患者,如果儿茶酚胺分泌不增加,预后不好。有报道个别儿茶酚胺排出不增加的严重烧伤病例,这些患者代谢率低,于1～2周全部死于感染。

　　交感-肾上腺髓质反应虽然是防御反应,但也有对机体不利的方面。①外周小血管收缩,微循环灌流量减少,导致组织细胞缺血。如果缺血严重,持续时间长,则引起组织细胞坏死,重要器官的严重缺血可导致功能衰竭。②高代谢率,消耗能源物质、蛋白质和维生素,使机体的特异性和非特异性免疫功能降低。③儿茶酚胺作用于血小板膜上的 α_2 受体,促使血小板聚集。儿茶酚胺动员脂肪分解,使血浆中游离脂酸增多,后者又可能通过活化Ⅻ因子和促进血小板聚集,使血液凝固性升高。

　　儿茶酚胺的这一作用对于损伤性应激的止血具有重要的防御意义,但在病理条件下,又可成为促使血管内凝血发生的因素。

　　近年发现,外源性的儿茶酚胺可使体内脂类氢过氧化物(POL)增多,POL是多烯不饱和脂肪酸在氢氧自由基(OH·),以及其他自由基的作用下生成的过氧化产物,在体内 OH· 是超氧阴离子 O_2^- 和 H_2O_2 在 Fe^{3+} 的介导下生成的。外源性儿茶酚胺可以促进多烯不饱和脂肪酸的过氧化,使 POL 生成增多,其具体机制还不清楚,可能是通过肾上腺素的自动氧化生成 O_2^- 的结果。

　　POL 主要损害生物膜,特别是微粒体膜。原因:①多烯不饱和脂肪酸在生物膜内含量最高。②自由基在脂质中的寿命比在水溶液中要长。③微粒体内含铁的复合物较多。情绪疼痛应激大鼠血浆中酸性组织蛋白酶、谷丙转氨酶和谷草转氨酶的活性明显升高,给抗氧化剂后,组织中 POL 的含量减少,与此同时血浆中这些酶的活性也趋于正常,说明应激时溶酶体膜的损害和 POL 的增多有一定的关系,溶酶体又可进一步引起各种病理性损害。显然,病情越严重,交感-肾上腺髓质反应越强,持续时间越长,上述对机体不利的一面也就更为突出。

二、下丘脑-垂体-肾上腺糖皮质激素系统

(一)应激时糖皮质激素分泌增加

正常未应激的成人每天分泌糖皮质激素 25～37 mg。应激时糖皮质激素分泌迅速增加。如外科手术的应激可使每天皮质醇的分泌量超过 100 mg,达到正常分泌量的 3～5 倍。若应激原解除(手术完成无并发症),皮质醇通常于 24 小时内恢复至正常水平。但若应激原持续存在,则血浆皮质醇浓度持续升高,如大面积烧伤患者,血浆皮质醇维持于高水平可长达 3 个月。

(二)应激时糖皮质激素分泌增加的机制

应激时糖皮质激素的分泌增加主要是通过下丘脑-垂体-肾上腺皮质轴的兴奋实现的。各种刺激通过传入神经通路进入大脑皮质及边缘系统,再由此发出信号进入下丘脑,内侧下丘脑促垂体区的一些神经元可将神经信号转换成激素信号,使促肾上腺皮质激素释放激素(CRH)分泌增加。CRH 经垂体门脉进入腺垂体,刺激 ACTH 的释放。后者作用于肾上腺皮质,使皮质醇分泌增加。皮质醇和 ACTH 的增多又反馈抑制 ACTH 和 CRH 的进一步增加,但在应激时,上述负反馈抑制效应减弱,从而出现 ACTH 和皮质醇的分泌高峰。

应激时,ACTH 和皮质醇的分泌增加还可通过其他途径。神经垂体分泌的血管升压素可加强 CRH 对 ACTH 的分泌效应;肾上腺素可直接作用于腺垂体使 ACTH 分泌增加。应激时血管升压素和肾上腺素的明显增加可能是皮质醇负反馈抑制 ACTH 机制减弱的原因之一。

(三)应激时糖皮质激素分泌增加的生理意义

糖皮质激素(GC)分泌增多是应激最重要的一个反应,对机体抵抗有害刺激起着极为重要的作用。动物实验表明,切除双侧肾上腺后,极小的有害刺激即可导致动物死亡,但若仅去肾上腺髓质而保留肾上腺皮质,则动物可以存活较长时间。应激时 GC 增加对机体的保护机制尚不完全清楚,目前认为与下列因素有关。

1.升高血糖

GC 促进蛋白质分解,使氨基酸转移至肝,糖异生过程得以大大加强。同时

GC 在外周组织抑制葡萄糖的利用,从而使血糖升高。GC 对儿茶酚胺、生长素及胰高血糖素的代谢功能起容许作用,即这些激素所引起的脂肪动员增加,糖原分解等代谢效应,必须要有足量 GC 的存在。缺乏糖皮质激素可致血糖降低,饥饿时更加严重,有发生致死性低血糖的危险。

2.维持循环系统对儿茶酚胺的反应性

心血管系统对儿茶酚胺的正常反应性有赖于 GC 的支持,这是 GC 对多种激素的容许作用。肾上腺皮质功能不全时,心血管系统对儿茶酚胺的反应明显降低,可出现心肌收缩力减低、心电图显示低电压、心排血量下降、外周血管扩张、血压下降,严重时可致循环衰竭。

3.抗炎、抗过敏

GC 对许多化学介质的生成、释放和激活具有抑制作用,包括前列腺素(PGs)、白三烯(LTs)、血栓素(TXA_2)、缓激肽、5-HT、纤溶酶原激活物、胶原酶、淋巴因子等。GC 和 GC 受体结合后,能诱导产生一种分子量为 $(40\sim45)\times10^3$ 的蛋白质,称为巨皮质素或脂调蛋白,它具有抑制磷脂酶 A_2 活性的作用,可减少溶酶体酶的外漏,保护细胞免受溶酶体酶的损害。过去认为,只有大剂量 GC 才有抗炎、抗过敏作用。但是,近年研究已证明,生理浓度的 GC 确实有此作用。应激时 GC 的分泌增多对机体将产生哪些不利影响尚无明确的结论。但长期应用药理剂量的 GC 制剂可出现许多不良反应,如精神抑郁、自杀倾向、胃十二指肠溃疡或急性胃肠穿孔、淋巴细胞计数减少、免疫力低下,易继发感染及水肿、代谢性碱中毒等。

此外,应激时细胞的 GC 受体(GCR)数目减少,亲和力降低,可以在 GC 浓度升高的情况下出现 GC 功能的不足。因为 GC 的效应不仅取决于血浆中 GC 的水平,还取决靶细胞上 GCR 的数量和亲和力。动物实验和休克患者的检测都显示出应激时 GCR 的数量和亲和力下降。因此,在一些持续强烈的应激反应时,某些患者,特别是原有慢性肾上腺皮质功能减退的患者,可出现肾上腺皮质功能不全或肾上腺危象,对这些患者常常需要及时补充大剂量皮质醇。

三、调节水盐平衡的激素

(一)抗利尿激素

抗利尿激素(ADH)又称升压素,生成于下丘脑视上核,储存于神经垂体,根据机体的需要由神经垂体释放入血。ADH 主要受血浆渗透压和血量的调节,但应激时,即使没有血浆渗透压升高和血量减少,ADH 分泌也可能增加,如运动、情绪紧张、手术等,其具体机制还不十分清楚。手术及创伤患者的 ADH 分泌增多,影响体内水分的排出,这是临床输液时要注意的问题。

(二)肾素、血管紧张素Ⅱ

肾素是一种蛋白水解酶,由肾小球旁器细胞分泌,其主要作用是将底物血管紧张素原水解生成血管紧张素Ⅰ(为十肽),后者经肺、肾循环中的转化酶的作用再水解成血管紧张素Ⅱ(AgⅡ,为八肽)。肾素的分泌受许多因素的调节,其中最重要的是有效循环血量减少使肾入球小动脉的灌注压降低,交感神经兴奋、儿茶酚胺也刺激肾素分泌。因此,应激时血浆肾素和 AgⅡ 的水平都常常升高,AgⅡ 有很强的生理活性:①刺激醛固酮和 ADH 分泌。②直接作用于下丘脑的摄水中枢引起口渴感。③收缩血管,升高血压。由此可见,肾素、AgⅡ 的增多在创伤、烧伤及其他伴有血容量减少的应激时,具有重要的维持水盐平衡的作用。但肾素生成增多,肾内 AgⅡ 增多,又是导致急性肾衰竭的一个因素。

(三)醛固酮

醛固酮是肾上腺皮质球状带分泌的盐皮质激素,其分泌除了受 AgⅡ 的调节外,还受血钾和 ACTH 的影响。血钾增高、ACTH 分泌增多都刺激醛固酮的分泌。因此各种原因引起的应激,可伴有血浆醛固酮明显增多,使水盐排出减少。

四、其他激素

(一)胰高血糖素和胰岛素

1.胰高血糖素

应激时胰高血糖素分泌明显增加。胰高血糖素的正常血浆浓度为 15～90 pg/mL,烧伤患者可高达 300 pg/mL,且其升高程度与病情的严重程度有一定的平行关系。引起胰高血糖素分泌增加的主要原因是交感神经系统的兴奋,应激时交感兴奋通过 β 受体刺激胰岛 α 细胞,使胰高血糖素分泌增加。

2.胰岛素

应激时胰岛素的分泌不一。一方面应激时的血糖升高和胰高血糖素增加对胰岛 β 细胞的直接刺激作用使胰岛素分泌增加,另一方面,儿茶酚胺通过增多。受体抑制胰岛素分泌,使胰岛素分泌减少,总的结果表现为血中胰岛素和胰高血糖素的比值明显降低。这是应激时血糖升高的重要原因之一,它有利于向组织提供充足的能源。同时应激时外周胰岛素依赖组织对胰岛素的敏感性降低,对葡萄糖的利用减少,这有利于胰岛素非依赖性组织(脑、外周神经、骨髓、白细胞等)获得更充分的葡萄糖。

(二)β-内啡肽

β-内啡肽来源于腺垂体,其前体为阿片促黑激素皮质素原(POMC)。应激时 CRH 分泌增多,POMC 合成增加,经翻译后的蛋白水解生成 ACTH 和 β-内啡肽,因此应激时血浆中 ACTH 和 β-内啡肽的增加是平行的。已有许多实验报道,各种应激原(电刺激、注射内毒素、放血、脊髓损伤等)对各种动物(大鼠、猫、羊、猴、人)都可引起血浆 β-内啡肽明显增多,可为正常的 5~10 倍。关于应激时 β-内啡肽释放增多的生理意义目前还只能是一些推测。β-内啡肽有很强的镇痛作用,应激镇痛(应激时痛阈升高,称为应激镇痛)可部分为纳洛酮(阿片样受体阻断剂)所逆转,因此推测应激镇痛和 β-内啡肽经血入脑有关。β-内啡肽还能促进生长素和催乳素分泌,应激时这两种激素都有不同程度的分泌增多。

内源性吗啡样物质对自主神经有广泛的影响。在心血管方面,可引起低血压、心排血量减少和心率减慢,因此提出了 β-内啡肽分泌增多是否和休克的发生有关的问题。Holaday 等首次报道给大鼠注射内毒素前或后注射纳洛酮可防止血压下降或使已降低的血压很快上升。到目前为止,类似的实验已经很多,证明纳洛酮对小鼠、大鼠、兔、豚鼠、猫、狗、羊、猪、马和猴的休克都有一定程度的治疗作用,所用的休克模型也多种多样,除内毒素休克外,还有出血性休克、烧伤性休克、败血症性休克、心源性休克、过敏性休克等。但纳洛酮的临床应用价值目前还不肯定。

(三)生长素和催乳素

手术、运动、烧伤等引起的应激伴有血浆生长素浓度的升高,可达正常血浆含量 10 倍以上。应激时生长素分泌增多和儿茶酚胺、ACTH、β-内啡肽、升压素的分泌增多有关。这些激素都能刺激生长素的分泌。

生长素具有动员周围脂肪分解,抑制细胞利用葡萄糖的作用。这些正是应激的代谢特点。此外,生长素还能增加氨基酸和蛋白质的合成,促进正氮平衡,这对创伤、感染患者的恢复和创伤的愈合是有利的。应激时,不论是女性还是男性,催乳素分泌的增多十分明显,其机制和生理意义都还不十分清楚。

五、组织激素和细胞因子

组织激素和细胞因子是一类由分散的、不构成内分泌腺的细胞所分泌的活性物质,有许多名称,如自体活性物质、化学介质、组织激素、局部激素、细胞因子等,实质上都属于激素。

(一)花生四烯酸的代谢产物和激肽

损伤性应激时,由于组织细胞的缺氧和损伤、细菌及其毒素、溶酶体酶及局部炎症的作用等,激活磷脂酶 A_2,释放花生四烯酸,结果其代谢产物 PGs、LTs 和 TX 等的生成增加。这些物质生成于损伤局部,但也可进入血液循环,文献上已有烧伤患者血浆中血栓烷 B_2(TXB_2)增多的报道。

上述组织损伤等因素,加上Ⅻ因子的激活,可以使激肽原水解,生成缓激肽。有学者测定了9例急性病(烧伤5例、外伤1例、急性感染3例)患者血浆的激肽原,结果发现血浆激肽原普遍降低,随着病情的好转激肽原水平基本恢复正常水平,但死亡病例血浆激肽原水平一直是低的。

(二)白细胞介素-1

白细胞介素-1(IL-1)是巨噬细胞受到病毒、细菌及其产物、组织坏死产物、淋巴因子等的刺激,而被激活时分泌的一类分子量为$(12\sim16)\times10^3$的激素。损伤性应激时血浆中 IL-1 的含量增多。但有学者报道,人运动后血浆中也可测出 IL-1,对这种非损伤性应激时 IL-1 的来源尚有待研究。

由于首先发现的 IL-1 的作用是使 T 淋巴细胞增殖,因而有了白细胞介素之称,但事实上 IL-1 的作用远不止于白细胞间传递信息,它具有许多方面的功能。

(1)引起发热。

(2)作用于肝细胞,使肝细胞从血浆中摄取微量元素锌和铁;摄取氨基酸增多;mRNA 合成增加;急性期蛋白质合成增加或减少。

(3)作用于骨骼肌细胞,PGE_2 的合成增加。可能通过 PGE_2 的介导,IL-1 使骨骼肌的蛋白质合成和分解都加速,但以分解加速占优势。

(4)作用于成纤维细胞,促进其增生,诱导 PGE_2 和胶原酶的合成。

(5)作用于滑膜细胞,诱导 PGE_2 和胶原酶的合成。

(6)免疫功能方面:①IL-1 作用于 IL-1 受体阳性的辅助性 T 淋巴细胞使其分泌 IL-2。②作用于杀伤性和抑制性 T 细胞,使 IL-2 受体表达。③T 细胞分泌 B 细胞生长因子(BCGF)和 T 细胞替换因子(TRF),都必须有 IL-1 的存在,而 BCGF 和 TRF 都是 B 细胞分化为浆细胞所必需。④IL-1 作用于幼稚的 B 细胞,促进 SIg(抗原受体)和补体受体的表达。总之,IL-1 对于 T 细胞的增殖、B 细胞的成熟和分化都是必需的。

应激时还有其他激素的变化,如甲状腺激素、促性腺激素、胃泌素等,在此不一一赘述。总之,应激是个体处在"生死关头",借以摆脱危险,保护个体安全的防御反应,因此机体动员全身一切可以动员的信息传递因子-神经递质和激素,以发动各系统、各器官的功能和代谢,这是完全可以理解的。

六、心理应激时神经内分泌反应的特点

心理应激时的神经内分泌反应在主要方面与躯体性应激相同。有学者测定了大学生毕业考试和军人晋级口试前后血浆中激素水平的变化,发现皮质醇、催乳素、ACTH、β-LPH、β-内啡肽的浓度都升高。但心理应激的神经内分泌的反应又有一些重要的与躯体应激不同的特点。

(一)激素水平

躯体应激的交感-肾上腺髓质反应以去甲肾上腺素释放增多为主,而心理应激则以肾上腺髓质分泌肾上腺素增多为主。有学者测定了 10 例健康志愿者中度运动和公开演讲时血浆儿茶酚胺的变化,结果运动使去甲肾上腺素水平升高了 2 倍,肾上腺素水平却变化不大;而演讲使肾上腺素增加了 2 倍,去甲肾上腺素仅增加了 50%。比较冷升压试验(将手浸入 4 ~5 ℃冷水 1~2 分钟)和心算算术时血浆中两种激素的浓度,结果也类似。

(二)心理因素

个体的心理特征对应激时的神经内分泌反应影响很大。应激时,A 型(特点是事业心强,竞争性强,时间紧迫感强)的人血浆肾上腺素水平升高的幅度明显大于 B 型的人(特点是遇事不慌不忙,对客观事物听其自然,随遇而安)。

有些动物有明显的等级关系,在格斗中胜者成为支配者,败者成为服从者,两者应激时的神经内分泌反应不完全相同。有学者使两只雄性金黄色地鼠相遇、格斗,15 分钟时处死,测定血浆激素浓度,结果服从组的血浆皮质醇、ACTH、β-内啡肽都明显高于支配组,而血浆睾酮明显低于支配组。

对于应激,个体有两种应付方式:积极应付和消极应付。在动物中,前者表现为进攻或逃跑,后者表现为不动、不逃、只是一味地哀鸣,这种行为表现文献上用无助无望一词来描述。有些实验结果提示,积极应付者的交感-肾上腺髓质反应明显,心血管反应突出;而无助、无望者以肾上腺皮质反应为主,对免疫功能的抑制比较突出。国内外的流行病学调查结果都表明:A 型的人冠心病发病率高,而 C 型(特点是消极、有悲观情绪)的人似易发生恶性肿瘤,或者可以由此得到解释。

(三)心理性侏儒

有些反应与躯体性应激完全不同,躯体性应激时,生长素分泌增多,但心理

应激时生长素分泌受到抑制,至少儿童是如此,心理性侏儒就是一个例子。心理性侏儒见于 2～4 岁生长在缺乏温暖的不幸家庭(如父母离婚、母亲患精神病等)的儿童,主要临床表现是身高明显低于同龄儿童,血中生长素和生长介素水平都低,但一旦让儿童离开这个家庭给予温暖和照顾,只要几天血中生长素就回升到正常水平,身高也逐渐赶上正常儿童。为了模拟心理性侏儒,有学者将新生的鼠仔和母鼠隔离放在温箱内,或者使母鼠一直处于麻醉状态,在保证鼠仔能获得足够营养的条件下,鼠仔发生了 3 个变化:①和母鼠分开后 1 小时和 3 小时,血清生长素降低 40％和 47％,回到母鼠身旁后 15 分钟,血清生长素不仅恢复而且还超过正常水平。②与血清生长素降低的同时,生长素诱导的鸟氨酸脱羧酶在脏器中的含量也明显降低。③给正常鼠仔注射生长素后,组织中鸟氨酸脱羧酶的含量升高,和母鼠分开后 2 小时的鼠仔,这种反应消失,说明发生了生长素抵抗,回到母鼠身旁后 2 小时,反应恢复。

由于心理应激的研究起步晚,因此对心理应激时神经内分泌变化的研究在广度和深度上都远不如躯体应激。以上研究结果告诉人们,不能简单地将躯体应激的研究结果推测到心理应激,有必要对不同原因、不同心理特征的个体心理应激时各种神经内分泌的变化进行全面的研究,这将是一个很繁重的任务。

第三节　腺体内分泌系统的病理生理

一、下丘脑-垂体

(一)腺垂体

腺垂体的作用极为广泛而复杂。腺垂体与下丘脑构成一个紧密联系的功能单位,它起着上连中枢神经系统,下接靶腺的"桥梁"作用。这一点对诊治内分泌疾病也有着重要的关系,因为疾病可能表现为靶腺功能失调,而病根却在腺垂体甚至下丘脑水平。生长素、催乳素则不通过靶腺,分别调节个体生长、乳腺发育的活动。

1.生长素(GH)

GH 分泌受下丘脑中央隆起部产生的生长激素释放激素(GHRH)和脑、下丘脑、胰岛、胃肠道及体内其他部位产生的生长抑素(GIH,或 SS)的调节。胺类物质可直接作用于下丘脑、垂体水平,增加 GH 分泌,而葡萄糖对 GH 分泌的影响主要取决于中枢对葡萄糖代谢的利用性,而非血糖水平。蛋白质-能量营养不良引起的 GH 增高,也和调节中枢对糖利用减少或受过多氨基酸的刺激有关。

生长是营养、合成代谢及分解代谢等因素和靶器官反应相互作用结果的显型表达。GH 具有泛组织作用的特点,它可直接或间接通过肝、肾及其他部位产生生长素介素(SM)而表现其合成代谢效应,调节靶组织的生长和能量代谢。

SM 作为生长调节因子可表现 GH 的促蛋白合成刺激细胞分裂增殖、增加胶原的生成和转换、增加钙的吸收及许多离子或矿物质的潴留,促进硫酸加入软骨等功效。GH 通过 SM 间接影响身体生长的作用较缓慢。胰岛素、甲状腺及甲状旁腺激素、许多胃肠激素等具有协同作用。SM 的产生依赖 GH 水平,但可受多种激素及其他因素的影响。许多组织在 GH 的作用下能通过旁分泌或自身分泌的方式生成 SM,它们虽可能进入血液循环表现胰岛素样激素活性,但更多的是在局部起生长调节因子的作用,即间接促生长作用。

机体生长是受多因素影响的过程。然而,生长素是起关键作用的重要因素。幼年动物切除垂体后生长立即停止,如给切除了垂体的动物补充生长素仍可正常生长。临床观察也可说明生长素的促生长作用。人幼年时期缺乏 GH 将患侏儒症。

近年发现下丘脑分泌生长激素释放激素与生长激素释放抑制激素(生长抑素),调节生长激素的释放。在特发性垂体侏儒症患者中,约半数患者给予生长激素释放激素后,可使血浆生长素升高,并使生长加速,说明其病变也可能在下丘脑。

GH 过多则发生巨人症,说明长骨发育出现障碍;成年后,长骨不再生长,此时如 GH 过多,将刺激肢端骨、面骨等增生,出现典型的肢端巨大症,内脏器官如肝、肾等也将增大,产生内脏巨大现象。

过多的生长素可过分促进细胞数增加、RNA、DNA 及蛋白质合成,促进机体合成性代谢旺盛,包括氮、磷、钾、钠的正平衡,钙吸收增加,表现于软组织、骨骼及内脏生长增大。据研究资料报道,生长素的生理作用并非直接刺激前述各组织,尚需在胰岛素存在的条件下与蛋白质在肝脏等内结合形成生长介素 A、生长介素 C 后方能刺激脯氨酸渗入胶原,在胶原分子内转化为羟脯氨酸使硫酸基渗入黏多糖,刺激软骨素合成与骨基质形成,致软骨骺板增宽。但其作用不限于骨骼,也见于肝、肾、肌肉。生长介素还促进脲嘧啶结合到 RNA、胸腺嘧啶结合到 DNA 中去,使软骨、纤维细胞及组织培养细胞等合成蛋白质增多。此外,还有

"不可抑制性类胰岛素活力",即具有类胰岛素作用但不受抗胰岛素抗体抑制的因子。

生长素急性作用类似的胰岛素,能刺激葡萄糖利用而使血糖降低,脂肪合成增多;但长期大量生长素则有抗胰岛素作用,使血糖进入肌肉与脂肪而被利用发生困难,同时促进肝糖原异生,引起血糖升高,有致垂体性糖尿病与糖耐量减低的作用。巨人症或肢端肥大症患者脂肪分解增多,血浆游离脂肪酸增高,生酮作用加强,对外来胰岛素有抵抗,胰岛素受体对胰岛素较不敏感。在此症中催乳素也升高。促性腺激素常被抑制而降低。

2.催乳素

催乳素(PRL)是腺垂体分泌的另一种蛋白质激素,作用极为广泛,主要引起并维持泌乳,故而得名。此外,PRL 可直接影响黄体功能。催乳素可能与ACTH、生长素一样,是应激素反应中腺垂体分泌的三大激素之一。

在有功能的垂体瘤中,催乳素瘤最常见。尤以生育年龄妇女为多,起病较早,往往以溢乳及闭经为主要症状,常致不育。

(二)神经垂体

神经垂体主要由下丘脑-垂体束的无髓神经末梢与由神经胶质细胞分化而成的神经垂体细胞所组成,可以把神经垂体看作下丘脑的延伸部分。与腺垂体一起组成下丘脑-垂体功能单位。神经垂体激素分为缩宫素(OXT)与升压素(VP)两种。有资料表明,视上核与室旁核均可产生缩宫素与升压素,前者以产生升压素为主,而后者以缩宫素为主。

1.升压素

升压素对正常血压调节无重要作用,但在失血情况下则起一定作用。其抗利尿作用十分明显,因此又称抗利尿激素(ADH)。现在认为,ADH 可与肾集合管周膜上的 V_2 特异受体结合而激活腺苷酸环化酶,产生 cAMP,使管腔膜蛋白磷酸化,改变膜的构型,蛋白颗粒聚集成簇而开放"水分子通道",促进水分子的重吸收。

(1)尿崩症是由于抗利尿激素缺乏。肾小管重吸收水的功能障碍,从而引起以多尿、烦渴、多饮与低比重尿为主要表现的一种病症。主要是由于下丘脑视上核与脑室旁核神经细胞明显减少或几乎消失所致。大多数患者主要是由于下丘脑垂体部位肿瘤、手术、颅脑损伤或脑部感染所致。

(2)抗利尿激素分泌不当综合征(SIADH)是由于内源性 ADH 或类似抗利尿激素物质持续性分泌,使水排泄发生障碍,从而引起低钠血症等有关临床表现。最常见的原因是某些肿瘤组织（如肺燕麦细胞癌）合成并自主性释放 ADH 所引起,但也见于肺部感染。中枢神经病变（外伤、炎症、出血等）可影响下丘脑-神经垂体功能,促使 ADH 释放而不受渗透压等正常调节机制的控制,肾脏远曲小管与集合管对水的重吸收增加,尿液不能稀释,游离水不能排出体外,致使细胞外液容量扩张、血液稀释、血清钠浓度与渗透压下降。

2.缩宫素

缩宫素具有刺激乳腺及子宫的双重作用,以刺激乳腺为主。由于缩宫素与 ADH 的化学结构相似,它们的生理作用有一定程度的交叉。

二、甲状腺

甲状腺激素主要有四碘甲状腺原氨酸（T_4,又称甲状腺素）和三碘甲状腺原氨酸（T_3）两种,都是酪氨酸碘化物,因此,甲状腺与碘代谢的关系极为密切。地区缺碘或食物中含抗甲状腺的成分过多,或因消化道疾病而影响碘的吸收,以及先天缺乏合成甲状腺激素的酶或脱碘酶,以致合成发生障碍或碘的再利用难以实现,均将不同程度地影响甲状腺激素的生物合成。甲状球蛋白分子上的 T_4 数量远远超过 T_3,因此,甲状腺分泌的激素主要是 T_4,约占总量的 90%;T_3 分泌量较少,但 T_3 生物活性比 T_4 约大 5 倍。甲状腺激素的主要生物学作用包括以下几方面。

(一)对代谢的影响

1.产热效应

甲状腺激素可提高绝大多数组织的耗氧率,增加产热。1 mg 甲状腺激素可增加产热4 184 kJ,效果非常明显。甲状腺功能亢进时,产热增加,患者喜凉怕热;而甲状腺功能低下时产热减少,喜热恶寒,均不能很好地适应环境温度变化。

2.对糖代谢的作用

大剂量 T_4 或 T_3 可促进糖的吸收与肝糖原分解。因此甲状腺功能亢进患者吃糖稍多,便可出现血糖升高,甚至有糖尿。但由于 T_4 或 T_3 还可加速外周组织对糖的利用,降低血糖,所以血糖耐量试验可在正常范围内。

3.对脂肪代谢的作用

T_4 或 T_3 虽然促进肝组织片摄取醋酸,加速胆固醇的合成,但更明显的作用是增强胆固醇降解,故甲状腺功能亢进时血胆固醇低于正常。功能低下时则高于正常。甲状腺素使脂蛋白脂肪酶活性增加,LDL 分解增加。并可增加脂肪组织对儿茶酚胺、胰高血糖素的敏感性,促使细胞内脂肪水解,使游离脂酸的利用和消耗加速。

4.对蛋白质代谢的作用

T_4 或 T_3 通过刺激 mRNA 形成,促进蛋白质及各种酶的生成,肌肉、肝与肾蛋白质合成明显增加表现正氮平衡。相反,T_4 或 T_3 分泌不足时,蛋白质合成减少,肌肉无力,但细胞间的黏蛋白增多。黏蛋白为多价负离子,可结合大量正离子和水分子,使性腺、肾周组织及皮下组织间隙积水增多,引起水肿,称为黏液水肿。黏液性水肿是成人甲状腺功能低下时的一项临床特征。T_4 或 T_3 分泌过多时蛋白质分解大大增强,尿氮大量增加,出现负氮平衡。肌肉蛋白质分解加强使肌酐含量降低,肌肉无力;但这时中枢神经系统兴奋性高,不断传来神经冲动,肌肉受到频繁的刺激,表现纤维震颤,因而消耗额外能量,是基础代谢率增加的重要原因之一。

(二)对发育与生长的影响

T_4(或 T_3)主要影响脑与长骨的发育与生长,特别是在出生后前 4 个月内,影响最大。在此之前,影响不明显,一个患先天性甲状腺发育不全的胎儿,出生时身长与发育基本正常,只是在数周之后才出现以智力迟钝,长骨生长停滞现象为主要症状的呆小病或克汀病。

这说明在这一段时间里甲状腺激素对脑与长骨的正常发育至关重要。研究资料表明,神经细胞树突与轴突的形成、髓鞘与胶质细胞的生长,神经系统功能发生与发展,以至脑的血流供应均有赖于适量的 T_4 或 T_3;缺乏 T_4 或 T_3 时,这些过程便不能发生,因而智力迟钝,长骨的生长也将停滞,各部位骨骼二次骨化中心出现时间、完全骨化及骨干连接的时间均大大推迟,体矮、上身与下身长度明显不成比例,牙齿发育不全。

(三)对神经系统的影响

上文所述的是 T_4 或 T_3 对未分化或正在分化的组织的作用。对于成年人神经系统,由于已分化成熟,T_4 或 T_3 作用的性质有所改变,主要表现为兴奋中枢神经系统。甲状腺功能亢进时,患者注意力不集中、多愁善感、喜怒失常、烦躁不安、睡眠差而且梦幻,严重时可发生惊厥,不省人事。甲状腺功能低下时相反,中枢神经系兴奋性降低,出现记忆力衰退,说话和行动迟缓,淡漠无情与终日思睡状态。产生兴奋性改变的原因,还不清楚。有学者主张 T_4 或 T_3 可能通过对下丘脑 TRH 神经元的正反馈作用,使 TRH 分泌增加,而 TRH 有促进脑内去甲肾上腺素更新的作用,可提高神经系统兴奋性。但有学者不同意有上述正反馈现象,这一观点有待进一步证实。

正如前文所述,T_4和T_3对成人大脑没有刺激产热的作用,不增加氧耗,故兴奋性的提高与氧化代谢似无联系。

（四）其他作用

其他作用可分为两大类。第一类加强或调制其他激素作用,如对正常月经周期、排卵、受精及维持怀孕正常等均有一定的影响。第二类作用包括:①对心血管系统的作用。T_4或T_3可使心率增快,心缩力增强,排血量与心做功增加。甲状腺功能亢进症患者心肌可因此而逐渐变肥大,甚至出现充血性心力衰竭。曾一度认为这些变化与交感神经系统活动增强有关。新近资料表明,T_4或T_3可直接作用于心肌,促进肌质网释放Ca^{2+},从而激活与心肌收缩有关的蛋白质,增强收缩力。②对消化器官的作用。甲状腺功能亢进症患者食欲旺盛,食量明显超过常人,但仍感饥饿,这是代谢消耗过盛的表现,而且有时明显消瘦。

（五）T_4、T_3与rT_3的关系与作用

由于T_4在外周组织可能转变为T_2,而且T_3活性较大,曾使人认为:可能T_4转变为T_3后才有作用,即T_4是T_3的激素原。现在发现,在甲状腺激素的全部作用中,T_3约起65%的作用,其中50%是来自T_4产生的T_3,从这一意义来讲,T_4的确是T_3的激素原,但是T_4本身也具有激素的作用,而且占全部激素作用中的35%。在有些情况下,T_4的作用显得比T_3重要:①部分甲状腺功能低下患者血清T_3浓度正常,T_4浓度较正常为低。②新生儿甲状腺功能正常,血清T_3却偏低,此时T_4正常。③在细胞核中存在与T_4结合的位点。这些材料有力地说明T_4不仅可作为T_3的激素原,其本身也是重要的激素。

关于rT_3临床资料较少。在正常生理情况下,T_4转变为rT_3的量较少,但在重病与饥饿等情况下,T_4转变为T_3的过程发生障碍,此时T_4转变为rT_3的量增多。rT_3产热作用只有T_4的5%。上述T_4转变的途径的变化,对减少能量消耗,应付紧急情况,颇有意义。

三、甲状旁腺

将动物的甲状旁腺摘除,血钙水平会逐渐下降,直至动物死亡,而血磷水平则往往呈相反变化,逐渐升高。在人类去除甲状旁腺可造成低血钙抽搐,这通常是由于外科手术摘除甲状腺时不慎造成的。

体内甲状旁腺素（PTH）过多,则出现高血钙、低血磷并可导致肾结石。PTH升高血钙和降低血磷的作用是由于动员骨钙入血,并影响肾小管对钙磷的重吸收。此外,PTH 的另一重要作用就是促进 $1,25$-二羟维生素 $D_3[1,25$-$(OH)_2D_3]$ 的形成,后者进一步调节钙磷代谢。

(一)甲状旁腺功能亢进症

甲状旁腺功能亢进症大体可分为原发与继发两种。原发性甲状旁腺功能亢进症是由于甲状腺本身病变引起的甲状旁腺素合成与分泌过多。继发性则是由于多种原因所致的低钙血症,刺激甲状旁腺使之增生肥大,分泌过多 PTH,常见于肾功能不全、骨软化症等。

由于 PTH 大量分泌,一方面作用于骨,使骨脱钙与磷而重吸收到血液中,严重时可形成纤维囊性骨炎;另一方面作用于肾,使肾小管对钙的重吸收增加,对磷的重吸收减少,尿磷排出增多,因而形成高钙血症和低磷血症。PTH 还可促进肾脏将 $25(OH)D_3$ 在 C1 位上羟基化为活性较高的 $1,25$-$(OH)_2D_3$,后者作用于肠道,使钙的吸收增加,进一步加重高钙血症。由于尿钙与尿磷排出增加常可引起肾结石和肾钙盐沉着症,影响肾脏功能,甚至发展为肾功能不全。血影响肾脏功能,甚至发展为肾功能不全。血钙过多还可发生钙在软组织沉积,导致迁徙性钙化,如发生在肌腱和软骨,可引起关节部分疼痛。由于 PTH 还可抑制肾小管重吸收碳酸氢盐,使尿呈碱性。因此,不仅可进一步促使肾结石形成,同时还可以引起高氯血症性酸中毒,后者使血浆白蛋白与钙结合减少,游离钙增加,加重了高钙血症,同时也增加骨盐的溶解,加重骨的吸收。

(二)甲状旁腺功能减退症

这是由于甲状旁腺分泌过少而引起的一组临床综合征,表现为神经肌肉兴奋性增高、低钙血症、高磷血症,以及血清 PTH 减少或不能测得。本症也可由于靶细胞对 PTH 反应缺陷所致。由于 PTH 缺乏,骨吸收降低,$1,25$-$(OH)_2D_3$ 形成减少,因而肠道吸收钙减少,同时,肾小管重吸收降低,尿钙排出增加,所以血清钙降低。同时,由于肾脏排磷减少,血清磷增高。低钙血症与高磷血症是甲状旁腺功能减退症的临床化学特征。由于 PTH 缺乏,尿 cAMP 降低,但注射外源性 PTH 后,尿 cAMP 立即上升。由于血清钙浓度降低,主要是由于钙离子浓度降低,神经兴奋性增加,可出现手足抽搐甚至惊厥。长期低钙血症可引起晶体白内障,基底神经节钙化,皮肤、毛发、指甲等外胚层病变,在儿童可影响智力发育。

四、肾上腺

肾上腺包括皮质和髓质两个在形态发生、生理功能很不相同的部分,实质上是两个内分泌腺。

(一)肾上腺皮质

自 1885 年 Addison 对肾上腺功能低下患者进行详细观察与分析以来,已有百余年历史,然而直到最近 30 年,人们才知道对生命有关的两大类皮质激素为皮质醇与醛固酮,并对它们的生物学作用有所了解。皮质醇以影响糖代谢为主,是糖皮质激素的代表;醛固酮以影响水盐代谢为主,是盐皮质激素的代表。它们的作用有一定程度的交叉,上述分类主要为了便于叙述。动物去双侧肾上腺后,如不适当治疗,1~2 周即死去,如仅去肾上腺髓质,动物可以活较长时间,说明肾上腺皮质是维持生命所必需。分析原因主要的两个方面:其一是水盐损失严重,导致血压降低,最终因循环衰竭而死,这主要是缺乏盐皮质素所致;其二是糖、蛋白质、脂肪等物质代谢发生严重紊乱,抵抗力降低,即使对极小有害刺激也无法承受,可虚脱而亡,这是由于缺乏糖皮质激素的缘故。若及时补充所缺激素,动物生命可以保存。

1.糖皮质激素

(1)对营养物质中间代谢的影响:糖皮质激素能促进蛋白质分解,抑制其合成,分解出来的氨基酸转移至肝,大大加强葡萄糖异生过程,同时肾上腺皮质激素的抗胰岛素作用,并使胰岛素与其受体的结合受抑制,以致外周葡萄糖的利用有所减少,脂肪与肌肉组织也减少摄取葡萄糖的数量,结果血糖增高。糖皮质激素对不同部位脂肪的作用不同。四肢脂肪组织分解增加,而腹、面、两肩及背部脂肪似乎合成反而增强,以致肾上腺皮质功能亢进时(皮质醇增多症),将呈现面圆、背厚而四肢消瘦的特殊体形,可作为诊断此病的特征之一。

(2)对水盐代谢的影响:糖皮质激素对水的排出有一定的影响,在肾上腺皮质功能不足患者中可发现,排水能力明显发生障碍,严重者出现"水中毒",如补充适量糖皮质激素即可得到缓解而补充盐皮质激素无效。目前对此尚无满意的解释。糖皮激素可能对肾小管的滤过、集合管的水吸收或 ADH 的分泌起着一定的"允许作用"。

(3)对血细胞的影响:糖皮质激素可使红细胞、血小板和中性白细胞在血液中数目增加,使淋巴细胞和嗜酸性粒细胞计数减少,其原因各有不同。红细胞和血小板计数的增加是由于骨髓造血功能增强,中性白细胞计数的增加是由于附着在小血管壁的边缘粒细胞进入血液循环的增多所致。至于淋巴细胞计数的减少,据最近研究报道,可能是糖皮质激素使淋巴细胞 DNA 合成过程减弱的结果。

(4)对神经系统的影响:糖皮质激素降低大鼠对电休克的阈值,而盐皮质激素作用则相反。对于人体,小剂量糖皮质激素可引起欣快感,过多时则出现思维不能集中、烦躁不安及失眠等现象。

(5)对肌肉的影响:去肾上腺动物的骨骼肌松弛无力,给予糖皮质激素可使肌力恢复。有学者报道,糖皮质激素对体外心脏有强心作用,但对在体心脏的作用不明显。

(6)对血管反应的影响:糖皮质激素有抑制儿茶酚-O-位甲基转移酶(COMT)的作用,使儿茶酚胺降解缓慢、减少。这对保持血管对左甲肾上腺素的正常反应有重要的意义。肾上腺功能低时,毛细血管扩张,通透性增加,补充糖皮质激素,可使血管反应性恢复。

(7)对免疫系统的影响:已证实体内主要免疫活性细胞如 T 淋巴细胞、巨噬细胞、单核细胞及B淋巴细胞均有皮质激素受体。皮质激素主要抑制 T 淋巴细胞功能,表现为巨噬细胞、活化T淋巴细胞分泌的白细胞介素-1(IL-1)和白细胞介素-2(IL-2)均降低;T 淋巴细胞分化成熟减慢;延迟型免疫反应降低;排异反应差等。皮质激素可降低外周血、淋巴结及脾、肠壁中的淋巴细胞,大剂量皮质激素可以直接杀伤淋巴细胞。由于 T 淋巴细胞功能抑制从而依赖于 T 淋巴细胞的 B 淋巴细胞的分化成熟受阻,免疫非蛋白合成降低。总之,皮质激素全面抑制 T、B 淋巴细胞、巨噬细胞、单核细胞的功能,抑制机体的免疫应答反应,减轻乃至消除炎症反应,但不清除病原因子,不改变抗原抗体结合反应,故临床只适用于免疫变态反应过高时的一些疾病。此外,由于皮质激素可以抑制白细胞合成并分泌 IL-1,故可减轻或消除发热反应。

2.盐皮质激素

机体产生的盐皮质激素以醛固酮为主。

(1)对盐代谢的影响:醛固酮及其类似物促进肾远曲小管及集合管重吸收 Na^+,与此同时,通过Na^+-K^+,与 Na^+-H^+ 置换而增加 K^+ 与 H^+ 的排出,因而产生轻度 K^+ 的丧失,尿酸度增加,可出现碱中毒。汗液、唾液与胃液中的 Na^+ 在醛固酮作用下也将减少排出。高温作业汗液中含 Na^+ 相对较少,即是这一结果,是机体适应功能的一种表现。以上所有作用概称为"保钠排钾"作用。

在继续使用醛固酮时,随着 Na^+ 重吸收增加,水被潴留,细胞外液量增加,血压升高,但是当 Na^+ 保留达到一定程度后,由于细胞外液的增加远曲小管重吸收 Na^+ 减少,Na^+ 潴留停止,发生所谓"逃逸现象"。另一情况是,患肝硬化或极度心力衰竭的患者远曲小管重吸收 Na^+ 后,小管内余留的 Na^+ 不足与 K^+ 交换,以至 K^+ 的排泄并不明显。

近年对醛固酮作用机制的研究主要集中在诱导蛋白如何发挥作用这一问题。有三派学说:其一是加强"钠泵"的作用,促进 Na^+ 的运转,增加 Na^+ 重吸收;其二是促进生物氧化,产生较多的 ATP 以提供钠泵所需能量;其三是增强肾上管管腔膜对 Na^+ 的通透性,促进重吸收。看来,三种作用都存在,可共同完成 Na^+ 的运转。

(2)增强血管对儿茶酚胺的敏感性:上面已提到糖皮质激素有这一作用;盐皮质激素的作用更强。醛固酮增多症分为原发性和继发性两大类。原发性醛固酮增多症是由于肾上腺皮质肿瘤或增生,醛固酮分泌增多,导致水钠潴留,体液容量扩张而抑制了肾素-血管紧张素系统;继发性醛固酮增多症的病因在肾上腺外,多固有效循环血量降低,肾血流量减少等原因致使肾素-血管紧张素-醛固酮系统功能亢进。

原发性醛固酮增多症多因醛固酮瘤或双侧肾上腺上球囊增生所致。由于大量醛固酮潴钠导致细胞外液扩张,血容量增多,加强了血管对去甲肾上腺素的反应,引起高血压。大量醛固酮引起失钾,出现一系列因缺钾而引起的神经、肌肉、心脏及肾脏的功能障碍。血钾愈低,肌肉受累愈重,可出现肌无力与周期性瘫痪。在低钾严重时由于神经肌肉应激性降低,手足抽搐可比较轻微或不出现,而在补钾、麻痹消失后,手足搐搦往往发作频繁,因大量失钾、肾小管上皮细胞呈空泡变性,浓缩功能减退,伴多尿,尤其夜尿多,继发口渴、多饮。常易并发尿路感染。由于缺钾常见期前收缩或阵发性室上性心动过速,最严重时可发生心室颤动。

在原发性醛固酮增多症时,虽然肾小管上皮细胞内缺钾,但在醛固酮作用下,继续失钾潴钠,故 Na^+-K^+ 交换仍被促进,于是尿不呈酸性,而呈中性,甚至碱性,但细胞内 H^+ 增多而呈酸性。细胞内大量钾离子丢失后,Na^+、H^+ 由细胞内排出的效能减低,细胞内 Na^+、H^+ 增加,细胞内 pH 下降,细胞外液 H^+ 减少,pH 上升呈碱血症。碱中毒时细胞外液游离钙减少,加上醛固酮促进尿镁排出,故可出现肢端麻木和手足搐搦。

(二)肾上腺髓质

肾上腺髓质受交感神经胆碱能节前纤维直接支配,相当于一个交感神经节,如神经垂体一样可以看作神经系统的延伸部分。胆碱能纤维与髓质中嗜铬细胞相接触,形成"突触"。嗜铬细胞是分泌和贮存两种儿茶酚胺激素(即肾上腺素与去甲肾上腺素)的场所。嗜铬细胞瘤起源于肾上腺髓质,交感神经节或其他部位的嗜铬组织,这种瘤持续或间断地释放大量儿茶酚胺,引起持续性或阵发性高血压和多个器官功能与代谢紊乱。嗜铬细胞瘤属于 APUD 系统肿瘤,可产生多种肽类激素,其中一部分可能引起嗜铬细胞瘤中一些不典型症状,如面部潮红(舒血管肠肽,P 物质)、便秘(鸦片肽,生长抑素)、面色苍白、血管收缩(神经肽 Y)等。

1.心血管系统表现

嗜铬细胞的临床表现主要由于大量儿茶酚胺作用于肾上腺能受体所致,以心血管症状为主。本病可发生阵发性或持续性高血压,也可发生低血压,甚至休克。其原因可能与血中游离的及结合的儿茶酚胺(肾上腺素、去甲肾上腺素、多巴胺)等多种浓度变化有关。血中结合型多巴胺高时血压低,游离型多巴胺高时心率慢。而本病中儿茶酚胺储存量多,又产生血压升高。大量儿茶酚胺可引起儿茶酚胺性心脏病伴心律失常,如期前收缩、阵发性心动过速,甚至心室颤动。

2.代谢紊乱

(1)基础代谢增高:肾上腺素可作用于中枢神经系统及交感神经系统控制下的代谢过程、耗氧量增加。代谢亢进可引起发热。

(2)糖代谢紊乱:肝糖原分解加速,胰岛素分泌受抑制而肝糖原异生加强,引起血糖过高,糖耐量减退及糖尿。

(3)脂肪代谢紊乱:脂肪分解加速、血游离脂肪酸增高引起消瘦。

(4)电解质代谢紊乱:儿茶酚胺促使 K^+ 进入细胞内,促进肾素、醛固酮分泌而出现低钾血症。

五、胰岛

人类的胰岛细胞至少可分为五类。α 细胞约占胰岛细胞 20%,分泌胰高血糖素;β 细胞占胰岛细胞的一半以上,分泌胰岛素;D 细胞占 1%～8%,分泌生长抑素;PP 细胞数量很少,分泌胰多肽;第五类 DL 细胞数量更少,分泌的物质尚未确定。

(一)胰岛素

胰岛素是促进合成代谢的激素。

1.对糖代谢

血糖浓度升高时,迅速引起胰岛素的分泌。胰岛素可使全身各组织加速摄取、贮存和利用葡萄糖,结果使血糖水平下降。胰岛素使进食后吸收的葡萄糖在肝脏大量转化成糖原贮存起来,并促使葡萄糖转化成脂肪酸,转运到脂肪组织贮存。它还能抑制葡萄糖异生。当胰岛素缺乏时,血糖浓度升高,可超过肾糖阈,大量的糖自尿中排出,发生糖尿病。

2.对脂肪代谢

胰岛素缺乏可造成脂类代谢的严重紊乱,血脂升高,引起动脉硬化,可导致心血管和脑血管系统的严重疾病。

3.对蛋白代谢

胰岛素对蛋白质的合成和贮存是不可缺少的。促进蛋白质合成,抑制蛋白质分解,抑制肝的葡萄糖异生而用于合成蛋白质。

胰岛 β 细胞瘤为器质性低血糖症中较常见的原因,正常时血糖下降,胰岛素的分泌减少甚至停止。胰岛素瘤组织缺乏这种调节机制,虽血糖明显下降而继续分泌胰岛素,致使血浆胰岛素浓度绝对过高,抑制肝糖原分解,减少糖原异生,促进肝、肌肉和脂肪组织利用葡萄糖,从而使血糖下降,出现临床症状。如血糖下降较快,则多先出现交感神经兴奋症状,然后发展为脑功能障碍症状;如血糖下降缓慢,则可以没有明显的交感神经兴奋症状,而只表现为脑功能障碍,甚至以精神行为异常、癫痫样发作、昏迷为首发症状。

情绪不稳定和神经质的人易发生待发性功能性低血糖症。其发病可能是神经体液对胰岛素分泌及或糖代谢调节欠稳定,或因迷走神经紧张性增高使胃排空加速及胰岛素分泌过多所改。一般多发生于早餐后2~4小时,临床表现以肾上腺素分泌过多综合征为主。一般无昏迷或抽搐。

(二)胰高血糖素

与胰岛素的作用相反,胰高血糖素是一种促进分解代谢的激素,具有强烈促进糖原分解和葡萄糖异生的作用,使血糖明显升高。胰高血糖素还促进脂肪分解,使酮体生成增多,并促使氨基酸在肝内经葡萄糖异生途经转化成糖。

六、性腺

(一)睾丸

睾丸的间质细胞产生雄激素,主要是睾酮。睾酮主要有下列几方面的作用。

(1)刺激内生殖器的生长与沃尔夫管的分化。双氢睾酮刺激外生殖器的发育生长。

(2)刺激男性特征的出现,加快性征发育。

(3)促进蛋白质合成,从而使尿氮减少,呈现正氮平衡。青春期由于睾酮的促蛋白质合成作用,男子身体发生一次比较显著的增长。但睾酮可使骨骼融合过程增快,其促长骨成长的作用有时因骺板过早融合反而使个体矮小。

(二)卵巢

1.雌激素

雌激素主要刺激副性器官的发育与生长,刺激女性副性特征的出现。另外,还影响代谢功能。

(1)对生殖器官的作用:雌激素是使青春期女性外生殖器、阴道、输卵管和子宫发育和生长的重要激素,过少将出现性功能不足,过多则有早熟现象。

(2)对副性特征的影响:雌激素刺激乳腺导管和结缔组织增生,产生乳晕;使脂肪和毛发分布具有女性特征,音调较高,骨盆宽大,臀部肥厚。

(3)对代谢的影响:雌激素促进肾小管重吸收钠,同时增加肾小管对 ADH 的敏感性。因此,有保钠保水效应,使细胞外液量增加,体重增加;临床资料表明,月经前期情绪不安可能与此有关。雌激素还有类似睾酮的作用,促进肌肉蛋白质合成;并加强钙盐沉着,对青春期发育与成长起促进作用。雌激素可减少主动脉的弹性硬蛋白,降低血浆胆固醇。

2.孕激素

孕激素往往是在雌激素作用的基础上产生效用的。孕激素使子宫内膜产生分泌期的变化,以利胚胎着床;还能使子宫不易兴奋,保持胚胎有较"安静"的环境,且可降低母体免疫排斥反应。缺乏孕激素时有早期流产危险。孕激素促使乳腺腺泡与导管发育,并在怀孕后为泌乳准备条件。

第二章

糖尿病及其并发症

第一节 糖 尿 病

一、糖尿病的分型

糖尿病的分型是依据对糖尿病的临床表现、病理生理及病因的认识而建立的综合分型。目前国际上通用的是世界卫生组织糖尿病专家委员会提出的分型标准。

(一)1型糖尿病(T1DM)

该型又分免疫介导性(1A型)和特发性(1B型)。前者占绝大多数,为自身免疫病,可能是有遗传易感性的个体在某些外在环境因素的作用,机体发生了针对胰岛β细胞的自身免疫,导致胰岛β细胞破坏,胰岛素分泌减少。血中可发现针对胰岛β细胞的特异性抗体。后者发病临床表现与1A型相似,但无自身免疫证据。

(二)2型糖尿病(T2DM)

其发病虽然与遗传因素有一定的关系,但环境因素,尤其生活方式起着主导作用。大部分发病从以胰岛素抵抗为主伴胰岛素进行性分泌不足,进展到以胰岛素分泌不足为主伴胰岛素抵抗。

(三)其他特殊类型糖尿病

其他特殊类型糖尿病病因学相对明确。

1.胰岛β细胞功能基因缺陷

青年人中的成年发病型糖尿病、线粒体基因突变糖尿病及其他。

2.胰岛素作用基因缺陷

A型胰岛素抵抗、妖精貌综合征、Rabson-Mendenhall 综合征和脂肪萎缩型糖尿病等。

3.胰腺疾病和胰腺外伤或手术切除

胰腺炎、创伤、胰腺切除术、胰腺肿瘤、胰腺囊性纤维化病、血色病和纤维钙化性胰腺病等。

4.内分泌疾病

肢端肥大症、皮质醇增多症、胰高血糖素瘤、嗜铬细胞瘤、甲状腺功能亢进症、生长抑素瘤、醛固酮瘤及其他。

5.药物或化学品所致糖尿病

Vacor(N-3 吡啶甲基 N-P 硝基苯尿素)、喷他脒、烟酸、糖皮质激素、甲状腺激素、二氮嗪、β-肾上腺素能激动剂、噻嗪类利尿剂、苯妥英钠和 α-干扰素等。

6.感 染

先天性风疹、巨细胞病毒感染及其他。

7.不常见的免疫介导性糖尿病

僵人综合征、抗胰岛素受体抗体等。

8.其他与糖尿病相关的遗传综合征

唐氏综合征、先天性曲细精管发育不全综合征、先天性卵巢发育不全综合征、Wolfram 综合征、Friedreich 共济失调、亨廷顿舞蹈症、Laurence-Moon-Beidel 综合征、强直性肌营养不良、卟啉病和 Prader-Willi 综合征等。

(四)妊娠期糖尿病(GDM)

GDM 指妊娠期间发生的糖尿病。不包括孕前已诊断或已患糖尿病的患者，后者称为糖尿病合并妊娠。

糖尿病患者中 T2DM 最多见，占 90%～95%。T1DM 在亚洲较少见，但在某些国家和地区则发病率较高；我国 T1DM 占糖尿病的比例<5%。

二、糖尿病的病因、发病机制和自然史

糖尿病的病因和发病机制较复杂，至今未完全阐明。不同类型其病因不尽相同，即使在同一类型中也存在着异质性。总的来说，遗传因素及环境因素共同参与其发病。胰岛素由胰岛 β 细胞合成和分泌，经血液循环到达体内各组织器官的靶细胞，与特异受体结合并引发细胞内物质代谢效应，这过程中任何一个环节发生异常均可导致糖尿病。

T2DM 在自然进程中,不论其病因如何,都会经历几个阶段:患者已存在糖尿病相关的病理生理改变(如胰岛素抵抗、胰岛 β 细胞功能缺陷)相当长时间,但糖耐量仍正常。随病情进展首先出现糖调节受损(IGR),包括空腹血糖受损(IFG)和糖耐量减低(IGT),两者可分别或同时存在;IGR 代表了正常葡萄糖稳态和糖尿病高血糖之间的中间代谢状态,是最重要的 T2DM 高危人群,其中 IGT 预测发展为糖尿病有更高的敏感性,每年有 1.5%~10.0% 的 IGT 患者进展为 T2DM;并且在大多数情况下,IGR 是糖尿病自然病程中的一部分,最后进展至糖尿病。糖尿病早期,部分患者可通过饮食控制、运动、减肥等使血糖得到控制,多数患者则需在此基础上使用口服降糖药使血糖达理想控制,但不需要用胰岛素治疗;随病情进展,β 细胞分泌胰岛素功能进行性下降,患者需应用胰岛素帮助控制高血糖,但不依赖外源胰岛素维持生命;随胰岛细胞破坏进一步加重,至胰岛 β 细胞功能完全衰竭时,则需要外源胰岛素维持生命。由于部分 T2DM 患者发病隐匿,至发现时 β 细胞功能已严重损害、血糖很高,这类患者即需应用胰岛素帮助控制高血糖。

(一)T1DM

T1DM 绝大多数是自身免疫病,遗传因素、环境因素和自身免疫因素共同参与其发病。某些外界因素(如病毒感染、化学毒物和饮食等)作用于有遗传易感性的个体,激活 T 淋巴细胞介导的一系列自身免疫反应,引起选择性胰岛 β 细胞破坏和功能衰竭,体内胰岛素分泌不足进行性加重,最终导致糖尿病。

1.遗传因素

在同卵双生子中 T1DM 同病率为 30%~40%,提示遗传因素在 T1DM 发病中起重要作用。T1DM 遗传易感性涉及多个基因,包括 HLA 基因和非 HLA 基因,现尚未被完全识别。已知位于 6 号染色体短臂的 HLA 基因为主效基因,其他为次效基因。HLA-Ⅰ、Ⅱ类分子参与了 CD4[+]T 淋巴细胞及 CD8[+]杀伤 T 淋巴细胞的免疫耐受,从而参与了 T1DM 的发病。

总而言之,T1DM 存在着遗传异质性,遗传背景不同的亚型其病因及临床表现不尽相同。

2.环境因素

(1)病毒感染:据报道与 T1DM 发病有关的病毒包括风疹病毒、腮腺炎病毒、柯萨奇病毒、心肌炎病毒和巨细胞病毒等。病毒感染可直接损伤 β 细胞,迅速、大量破坏 β 细胞或使细胞发生慢性损伤、数量逐渐减少。病毒感染还可损伤 β 细胞而暴露其抗原成分,从而触发自身免疫反应,现认为这是病毒感染导致 β

细胞损伤的主要机制。最近,基于 T1DM 动物模型的研究发现胃肠道中微生物失衡也可能与该病的发生有关。

(2)化学毒物和饮食因素:链脲佐菌素和四氧嘧啶糖尿病动物模型及灭鼠剂吡甲硝苯脲所造成的人类糖尿病属于非免疫介导性 β 细胞破坏(急性损伤)或免疫介导性 β 细胞破坏(小剂量、慢性损伤)。而过早接触牛奶或谷类蛋白,引起 T1DM 发病机会增大,可能与肠道免疫失衡有关。

3.自身免疫因素

许多证据支持 T1DM 为自身免疫病:①遗传易感性与 HLA 区域密切相关,而 HLA 区域与免疫调节及自身免疫病的发生有密切关系;②常伴发其他自身免疫病,如桥本甲状腺炎、Addison 病等;③早期病理改变为胰岛炎,表现为淋巴细胞浸润;④已发现近 90% 新诊断的 T1DM 患者血清中存在针对 β 细胞的单株抗体;⑤动物研究表明,免疫抑制治疗可预防小剂量链脲佐菌素所致动物糖尿病。

(1)体液免疫:已发现 90% 新诊断的 T1DM 患者血清中存在针对 β 细胞的抗体,比较重要的有多株胰岛细胞抗体(ICA)、胰岛素抗体(IAA)、谷氨酸脱羧酶抗体(GADA)、蛋白质酪氨酸磷酸酶样蛋白抗体、锌转运体 8 抗体等。胰岛细胞自身抗体检测可预测 T1DM 的发病及确定高危人群,并可协助糖尿病分型及指导治疗。

(2)细胞免疫:目前认为细胞免疫异常在 T1DM 发病中起更重要作用。细胞免疫失调表现为致病性和保护性 T 淋巴细胞比例失衡及其所分泌的细胞因子或其他递质相互作用紊乱,一般认为发病经历 3 个阶段:①免疫系统被激活;②免疫细胞释放各种细胞因子;③在激活的 T 淋巴细胞和各种细胞因子的作用下,胰岛 β 细胞受到直接或间接的高度特异性的自身免疫性攻击,导致胰岛炎和 β 细胞破坏。

(二)T2DM

T2DM 也是主要由遗传因素与环境因素共同作用而形成的多基因遗传性复杂病,是一组异质性疾病。目前对 T2DM 的病因和发病机制仍然认识不足,但环境因素扮演着重要角色。

1.遗传因素与环境因素

(1)同卵双生子中 T2DM 的同病率接近 100%,但起病和病情进程则受环境因素的影响而变异甚大。其遗传特点:①参与发病的基因很多,分别影响糖代谢有关过程中的某个中间环节;②每个基因参与发病的程度不等,大多数为次效基因,可能有个别为主效基因;③每个基因只是赋予个体某种程度的易感性,并不足以致病,也不一定是致病所必需;④多基因异常的总效应形成遗传易感性。现有资料显示遗传因素主要影响 β 细胞功能。

(2)环境因素包括增龄、现代生活方式、营养过剩、体力活动不足、子宫内环境及应激、化学毒物等。在遗传因素和上述环境因素共同作用下所引起的肥胖,特别是中心性肥胖,与胰岛素抵抗和 T2DM 的发生密切相关。近几十年,糖尿病发病率的急剧增高难以用遗传因素解释,以营养过剩和运动减少为主要参与因素的生活方式改变起着更为重要的作用。

2.胰岛素抵抗和 β 细胞功能缺陷

β 细胞功能缺陷导致不同程度的胰岛素缺乏和组织(特别是骨骼肌和肝脏)胰岛素抵抗是 T2DM 发病的两个主要环节。不同个体其胰岛素抵抗和胰岛素分泌缺陷在发病中的重要性不同,同一患者在疾病进程中两者的相对重要性也可能发生变化。在存在胰岛素抵抗的情况下,如果 β 细胞能代偿性增加胰岛素分泌,则可维持血糖正常;当 β 细胞功能无法代偿胰岛素抵抗时,就会发生 T2DM。

(1)胰岛素抵抗:胰岛素降低血糖的主要机制包括抑制肝脏产生葡萄糖、刺激内脏组织(如肝脏)对葡萄糖的摄取及促进外周组织(骨骼肌、脂肪)对葡萄糖的利用。胰岛素抵抗指胰岛素作用的靶器官(主要是肝脏、肌肉和脂肪组织)对胰岛素作用的敏感性降低。

胰岛素抵抗是 T2DM 的重要特征,现认为可能是多数 T2DM 发病的始发因素,且产生胰岛素抵抗的遗传背景也会影响 β 细胞对胰岛素抵抗的代偿能力。但胰岛素抵抗的发生机制至今尚未阐明。目前主要有脂质超载和炎症两种论点:脂质过度负荷增多致血液循环中 FFA 及其代谢产物水平增高及在非脂肪细胞(主要是肌细胞、肝细胞和胰岛 β 细胞)内沉积,抑制胰岛素信号转导;增大的脂肪细胞吸引巨噬细胞,分泌炎症性信号分子(如 TNF-α、抵抗素和 IL-6 等),通过 Jun 氨基端激酶阻断骨骼肌内的胰岛素信号转导。

(2)β 细胞功能缺陷:β 细胞功能缺陷在 T2DM 的发病中起关键作用,β 细胞对胰岛素抵抗的失代偿是导致 T2DM 发病的最后环节。现已证明从糖耐量正常到 IGT 到 T2DM 的进程中,β 细胞功能呈进行性下降,T2DM 诊断时其 β 细胞功能已降低约 50%。

T2DM β 细胞功能缺陷主要表现如下。①胰岛素分泌量的缺陷:T2DM 早期空腹胰岛素水平正常或升高,葡萄糖刺激后胰岛素分泌代偿性增多(但相对于血糖水平而言胰岛素分泌仍是不足的);随着疾病的进展和空腹血糖浓度增高,基础胰岛素分泌不再增加,甚至逐渐降低,而葡萄糖刺激后胰岛素分泌缺陷更明显。患者一般先出现对葡萄糖刺激反应缺陷,对非葡萄糖的刺激(如氨基酸、胰高血糖素、化学药物等)尚有反应;到疾病后期胰岛 β 细胞衰竭时,则对葡萄糖和非葡萄糖的刺激反应均丧失。②胰岛素分泌模式异常:静脉注射葡萄糖后(IVGTT 或高糖钳夹试验)第一时相胰岛素分泌减弱或消失;口服葡萄糖胰岛素释放试验中早时相胰岛素分泌延迟、减弱或消失;疾病早期第二时相(或晚时相)胰岛素分泌呈代偿性升高及峰值后移,当病情进一步发展则第二时相(或晚时相)胰岛素分泌也渐减;且对葡萄糖和非葡萄糖刺激反应均减退。③胰岛素脉冲式分泌缺陷:正常胰岛素呈脉冲式分泌,涵盖基础和餐时状态;T2DM 胰岛素分泌谱紊乱,正常间隔脉冲消失,出现高频脉冲及昼夜节律紊乱;在 DM 的发生发展过程中,胰岛素脉冲式分泌异常可能比糖刺激的第一时相胰岛素分泌异常更早出现。④胰岛素质量缺陷:胰岛素原与胰岛素的比例增加,胰岛素原的生物活性仅约为胰岛素的 15%。

3.胰岛 α 细胞功能异常和胰高血糖素样多肽-1(GLP-1)分泌缺陷

近年研究发现,与正常糖耐量者比较,T2DM 患者血 GLP-1 浓度降低,尤其进餐后更为明显。但目前尚不清楚这种现象是高血糖的诱发因素或是继发于高血糖。

GLP-1 由肠道 L 细胞分泌,主要生物作用包括刺激 β 细胞葡萄糖介导的胰岛素合成和分泌、抑制胰高血糖素。其他生物学效应包括延缓胃内容物排空、抑制食欲及摄食、促进 β 细胞增殖和减少凋亡、改善血管内皮功能和保护心脏功能等。GLP-1 在体内迅速被 DPP-Ⅳ 降解而失去生物活性,其血浆半衰期不足 2 分钟。

已知胰岛中 α 细胞分泌胰高血糖素在保持血糖稳态中起重要作用。正常情况下,进餐后血糖升高刺激早时相胰岛素分泌和 GLP-1 分泌,进而抑制 α 细胞分泌胰高血糖素,从而使肝糖输出减少,防止出现餐后高血糖。研究发现,T2DM 患者由于 β 细胞数量明显减少,α 细胞数量无明显改变,致 α/β 细胞比例显著增加;另外 T2DM 患者普遍存在 α 细胞功能紊乱,主要表现为 α 细胞对葡萄糖敏感性下降(即需要更高的血糖浓度才能实现对胰高血糖素分泌的抑制作用),T2DM 患者负荷后 GLP-1 的释放曲线低于正常个体;从而导致胰高血糖素水平升高,肝糖输出增加。通过提高内源性 GLP-1 水平或补充外源 GLP-1 后,可观察到 GLP-1 以葡萄糖依赖方式促进 T2DM 的胰岛素分泌和抑制胰高血糖素分泌,并可恢复 α 细胞对葡萄糖的敏感性。

胰岛 α 细胞功能异常和 GLP-1 分泌缺陷可能在 T2DM 发病中也起重要作用。

4.T2DM 的自然史

T2DM 早期存在胰岛素抵抗而 β 细胞可代偿性增加胰岛素分泌时,血糖可维持正常;当 β 细胞无法分泌足够的胰岛素以代偿胰岛素抵抗时,则会进展为 IGR 和糖尿病。IGR 和糖尿病早期不需胰岛素治疗的阶段较长,部分患者可通过生活方式干预使血糖得到控制,多数患者则需在此基础上使用口服降糖药使血糖达理想控制;随 β 细胞分泌胰岛素功能进行性下降,患者需应用胰岛素控制高血糖,但不依赖外源胰岛素维持生命;但随着病情进展,相当一部分患者需用胰岛素控制血糖或维持生命。

三、糖尿病的临床表现

(一)基本临床表现

血糖升高后因渗透性利尿引起多尿,继而口渴多饮;外周组织对葡萄糖利用障碍,脂肪分解增多,蛋白质代谢负平衡,渐见乏力、消瘦,儿童生长发育受阻;患者常有易饥、多食。故糖尿病的临床表现常被描述为"三多一少",即多尿、多饮、多食和体重减轻。可有皮肤瘙痒,尤其外阴瘙痒。血糖升高较快时可使眼房水、晶体渗透压改变而引起屈光改变致视力模糊。部分患者无任何症状,仅于健康检查或因各种疾病就诊化验时发现高血糖。

(二)常见类型糖尿病的临床特点

1.T1DM

(1)免疫介导性 T1DM(1A 型):诊断时临床表现变化很大,可以是轻度非特异性症状、典型三多一少症状或昏迷。多数青少年患者起病较急,症状较明显;如未及时诊断治疗,可出现糖尿病酮症酸中毒。多数 T1DM 患者起病初期都需要胰岛素治疗,使代谢恢复正常,但此后可能有持续数周至数月的时间需要的胰岛素剂量很小或不需要胰岛素,即所谓"蜜月期"现象,这是由于 β 细胞功能得到部分恢复。某些成年患者,起病缓慢,早期临床表现不明显,经历一段或长或短的不需胰岛素治疗的阶段,称为"成人隐匿性自身免疫糖尿病"。尽管起病急缓不一,一般较快进展到糖尿病需依赖外源胰岛素控制血糖。这类患者很少肥胖,但肥胖不排除本病可能性。多数 1A 型患者血浆基础胰岛素水平低于正常,葡萄糖刺激后胰岛素分泌曲线低平。胰岛 β 细胞自身抗体或呈阳性。

（2）特发性 T1DM（1B 型）：通常急性起病，β 细胞功能明显减退甚至衰竭，临床上表现为糖尿病酮症甚至酸中毒。β 细胞自身抗体检查阴性。病因未明。诊断时需排除单基因突变糖尿病。

2.T2DM

流行病学调查显示，在我国糖尿病患病人群中，T2DM 占 90% 以上。多见于成人，常在 40 岁以后起病，但也可发生于青少年；多数起病隐匿，症状相对较轻，半数以上无任何症状；不少患者因慢性并发症、伴发病或仅于健康检查时发现。很少自发性发生 DKA，但在应激、严重感染、中断治疗等诱因下也可发生DKA。T2DM 常有家族史。临床上与肥胖症、血脂异常、脂肪肝、高血压、冠心病等疾病常同时或先后发生，并常伴有高胰岛素血症，目前认为这些均与胰岛素抵抗有关，称为代谢综合征。由于诊断时所处的病程阶段不同，其 β 细胞功能表现差异较大，有的早期患者进食后胰岛素分泌高峰延迟，餐后 3~5 小时血浆胰岛素水平不适当地升高，引起反应性低血糖，可成为这些患者的首发临床表现。

3.某些特殊类型糖尿病

（1）青年人中的成年发病型糖尿病：是一组高度异质性的单基因遗传病。主要临床特征：①有三代或以上家族发病史，且符合常染色体显性遗传规律；②先证者发病年龄＜25 岁；③无酮症倾向。

（2）线粒体基因突变糖尿病：①母系遗传；②发病早，β 细胞功能逐渐减退，自身抗体阴性；③身材多消瘦；④常伴神经性耳聋或其他神经肌肉表现。

（3）糖皮质激素所致糖尿病：部分患者应用糖皮质激素后可诱发或加重糖尿病，常常与剂量和使用时间相关。多数患者停用后糖代谢可恢复正常。不管以往有否糖尿病，使用糖皮质激素时均应监测血糖，及时调整降糖方案，首选胰岛素控制高血糖。

4.妊娠糖尿病

GDM 通常是在妊娠中、末期出现，此时与妊娠相关的胰岛素拮抗激素的分泌也达高峰。GDM 一般只有轻度无症状性血糖增高，但由于血糖轻度增高对胎儿发育也可能有不利影响，因此妊娠期间应重视筛查。对所有孕妇，特别是GDM 高风险的妇女（GDM 个人史、肥胖、尿糖阳性，或有糖尿病家族史者），最好在怀孕前进行筛查，若 FPG＞7.0 mmol/L、随机血糖＞11.1 mmol/L或 HbA1c＞6.5% 则可确诊为显性糖尿病。

所有既往无糖尿病的孕妇应在妊娠 24~28 周时进行 OGTT。针对 GDM的诊断方法和标准一直存在争议。就诊断方法而言，分为一步法及两步法。一步法是妊娠 24～28 周行 75 g OGTT；若 FPG ≥5.1 mmol/L，服糖后 1 小时血糖≥10.0 mmol/L，2 小时≥8.5 mmol/L，不再检测 3 小时血糖；血糖值超过上述任一指标即可诊断为 GDM。两步法是妊娠 24～28 周先做 50 g OGTT 初步筛查，即口服 50 g 葡萄糖，1 小时后抽血化验血糖，血糖水平≥7.8 mmol/L 为异常；异常者需进一步行 100 g OGTT 确诊，分别测定 FPG 及负荷后 1 小时、2 小时和 3 小时血糖水平；两项或两项以上异常即可确诊为 GDM。

一步法简单易行，对该法诊断的 GDM 进行治疗可能会改善母婴结局，但鉴于 OGTT 变异度较大，且根据现有一步法的诊断标准可大幅度增加 GDM 的患病率，由此增加的经济负担，以及诊断的 GDM 进行干预所带来的母婴益处尚需要更多的临床研究证实。故目前不同组织对一步法及两步法的推荐态度有所不同。美国国立卫生研究院及美国妇产科医师学会推荐两步法，国际糖尿病与妊娠研究组及世界卫生组织则支持采用一步法，而既往支持一步法的美国糖尿病学会 2014 年发表声明称两种方法都可以选用，美国预防医学工作组、美国家庭医师协会和内分泌学会则并未就选择哪种方法做明确推荐。

对 GDM 和"糖尿病合并妊娠"均需积极有效处理，以降低围产期疾病相关的患病率和病死率。GDM 妇女分娩后血糖一般可恢复正常，但未来发生 T2DM 的风险显著增加。此外，由于某些 GDM 患者孕前可能已经存在未被诊断的各种类型的糖尿病，故 GDM 患者应在产后 6～12 周使用非妊娠 OGTT 标准筛查糖尿病，并长期追踪观察。

四、糖尿病的实验室检查

(一)糖代谢异常严重程度或控制程度的检查

1.尿糖测定

尿糖测定大多采用葡萄糖氧化酶法，测定的是尿葡萄糖，尿糖阳性是诊断糖尿病的重要线索。但尿糖阳性只是提示血糖值超过肾糖阈（大约 10 mmol/L），因而尿糖阴性不能排除糖尿病可能。并发肾脏病变时，肾糖阈升高，虽然血糖升高，但尿糖阴性。肾糖阈降低时，虽然血糖正常，尿糖可阳性。

2.血糖测定和 OGTT

(1)血糖升高是诊断糖尿病的主要依据，又是判断糖尿病病情和控制情况的主要指标。血糖值反映的是瞬间血糖状态。常用葡萄糖氧化酶法测定。抽静脉血或取毛细血管血，可用血浆、血清或全血。如血细胞比容正常，血浆、血清血糖比全血血糖高 15%。诊断糖尿病时必须用静脉血浆测定血糖，治疗过程中随访血糖控制情况可用便携式血糖计测定末梢血糖。

(2)当血糖高于正常范围而又未达到诊断糖尿病标准时,须进行 OGTT。OGTT 应在无摄入任何热量8 小时后,清晨空腹进行,成人口服 75 g 无水葡萄糖,溶于 250～300 mL 水中,5～10 分钟饮完,空腹及开始饮葡萄糖水后2 小时测静脉血浆葡萄糖。儿童服糖量按 1.75 g/kg 体重计算,总量不超过 75 g。

如下因素可影响 OGTT 结果的准确性:试验前连续 3 天膳食中糖类摄入过少、长期卧床或极少活动、应激情况、应用药物(如噻嗪类利尿剂、β受体阻滞剂、糖皮质激素等)、吸烟等。因此,急性疾病或应激情况时不宜行 OGTT;试验过程中,受试者不喝茶及咖啡、不吸烟、不做剧烈运动;试验前 3 天内摄入足量碳水化合物;试验前 3～7 天停用可能影响的药物。

3.糖化血红蛋白和糖化血浆清蛋白测定

糖化血红蛋白是葡萄糖或其他糖与血红蛋白的氨基发生非酶催化反应(一种不可逆的蛋白糖化反应)的产物,其量与血糖浓度呈正相关。糖化血红蛋白有 a、b、c 3 种,以糖化血红蛋白 c 最为重要。正常人糖化血红蛋白 c 占血红蛋白总量的 3%～6%,不同实验室之间其参考值有一定差异。血糖控制不良者糖化血红蛋白 c 升高,并与血糖升高的程度和持续时间相关。由于红细胞在血液循环中的寿命约为 120 天。因此,糖化血红蛋白 c 反映患者 8～12 周平均血糖水平,为评价糖尿病长期血糖控制水平的主要监测指标之一。需要注意糖化血红蛋白 c 受检测方法、有无贫血和血红蛋白异常疾病、红细胞转换速度、年龄等因素的影响。另外,糖化血红蛋白 c 不能反映瞬时血糖水平及血糖波动情况,也不能确定是否发生过低血糖。

血浆蛋白(主要为清蛋白)同样也可与葡萄糖发生非酶催化的糖化反应而形成果糖胺,其形成的量也与血糖浓度和持续时间相关,正常值为 1.7～2.8 mmol/L。由于清蛋白在血中半衰期为 19 天,故果糖胺反映患者近 2～3 周平均血糖水平,为糖尿病患者近期病情监测的指标。

(二)胰岛 β 细胞功能检查

1.胰岛素释放试验

正常人空腹基础血浆胰岛素为 35～145 pmol/L(5～20 mU/L),口服 75 g 无水葡萄糖(或 100 g 标准面粉制作的馒头)后,血浆胰岛素在 30～60 分钟上升至高峰,峰值为基础值的 5～10 倍,3～4 小时恢复到基础水平。本试验反映基础和葡萄糖介导的胰岛素释放功能。胰岛素测定受血清中胰岛素抗体和外源性胰岛素的干扰。

2.C 肽释放试验

C 肽释放试验方法同上。正常人空腹基础值不小于 400 pmol/L,高峰时间同上,峰值为基础值的 5～6 倍。也反映基础和葡萄糖介导的胰岛素释放功能。C 肽测定不受血清中的胰岛素抗体和外源性胰岛素的影响。

3.其他检测

β 细胞功能的方法(如静脉注射葡萄糖-胰岛素释放试验和高糖钳夹试验)可了解胰岛素释放第一时相;胰高糖素-C 肽刺激试验和精氨酸刺激试验可了解非糖介导的胰岛素分泌功能等。可根据患者的具体情况和检查目的而选用。

(三)其他检查

1.血脂水平检测

胆固醇,尤其是 LDL-C 在动脉粥样硬化发生和发展中发挥着关键作用。糖尿病患者发生动脉粥样硬化的危险度明显增高,故要严密监测血脂,并结合年龄、性别、吸烟与否、血压水平及有无血管病变等确定个体化血脂治疗方案及达标标准。

2.足底压力检测

有条件者可行足底压力分析,以指导糖尿病足患者的足部护理及对足矫形器的监测。

3.有关病因和发病机制的检查

GADA、ICA、IAA 及 IA-2A 的联合检测;胰岛素敏感性检查;基因分析等。

五、糖尿病的诊断与鉴别诊断

大多数早期 T2DM 患者并无明显症状,故容易漏诊和误诊。在临床工作中要善于发现糖尿病,尽可能早期诊断和治疗。糖尿病诊断以血糖升高为依据,血糖的正常值和糖代谢异常的诊断切点是依据血糖值与糖尿病特异性并发症(如视网膜病变)发生风险的关系来确定。应注意如单纯检查空腹血糖,糖尿病漏诊率高,应加测餐后血糖,必要时进行 OGTT。

(一)诊断

1.诊断线索

有多食、多饮、多尿及体重减轻(三多一少)症状者;以糖尿病各种急慢性并发症或伴发病首诊就诊者;原因不明的酸中毒、失水、昏迷、休克;反复发作的皮肤疖或痈、真菌性阴道炎等;手足麻木、视物模糊等。高危人群:有糖调节受损史[IFG 和/或 IGT];年龄≥45 岁;超重或肥胖;T2DM 的一级亲属;有巨大儿生产史或妊娠糖尿病史等。

2.诊断标准

我国目前采用国际上通用世界卫生组织糖尿病专家委员会提出的诊断和分类标准(表2-1、表2-2),要点如下。

表 2-1　糖尿病诊断标准

诊断标准	静脉血浆葡萄糖水平(mmol/L)
(1)糖尿病症状+随机血糖或	≥11.1
(2)空腹血糖(FPG)或	≥7.0
(3)OGTT 2 小时血糖	≥11.1

注:需再测一次予以证实,诊断才能成立。随机血糖指不考虑上次用餐时间,一天中任意时间的血糖,不能用来诊断 IFG 或 IGT。

表 2-2　糖代谢状态分类

糖代谢分类	静脉血浆葡萄糖水平(mmol/L)	
	空腹血糖(FPG)	糖负荷后 2 小时血糖水平
正常血糖(NGR)	<6.1	<7.8
空腹血糖受损(IFG)	6.1～6.9	<7.8
糖耐量减低(IGT)	<7.0	7.8～11.0
糖尿病(DM)	≥7.0	≥11.1

注:2003 年 11 月国际糖尿病专家委员会建议将 IFG 的界限值修订为 5.6～6.9 mmol/L。

(1)糖尿病诊断是基于空腹(FPG)、任意时间或 OGTT 中 2 小时血糖值。空腹指至少 8 小时无任何热量摄入;任意时间指一天内任何时间,无论上一次进餐时间及食物摄入量。糖尿病症状指多尿、烦渴多饮和难于解释的体重减轻。FPG 3.9～6.0 mmol/L(70～108 mg/dL)为正常;6.1～6.9 mmol/L(110～125 mg/dL)为 IFG;≥7.0 mmol/L(126 mg/dL)应考虑糖尿病。OGTT 中 2 小时血糖值<7.7 mmol/L(139 mg/dL)为正常糖耐量;7.8～11.0 mmol/L(140～199 mg/dL)为 IGT;≥11.1 mmol/L(200 mg/dL)应考虑糖尿病。

(2)糖尿病的临床诊断推荐采用葡萄糖氧化酶法测定静脉血浆葡萄糖。

(3)对于无糖尿病症状,仅一次血糖值达到糖尿病诊断标准者,必须在另一天复查核实而确定诊断;如复查结果未达到糖尿病诊断标准,应定期复查。IFG 或 IGT 的诊断应根据 3 个月内的两次 OGTT 结果,用其平均值来判断。严重疾病(急性严重感染、创伤)或其他应激情况下,可因拮抗胰岛素的激素(如儿茶酚胺、皮质醇等)分泌增多而发生应激性高血糖;但这种代谢紊乱常为暂时性和自限性,因此在应激因素消失前,不能据此时血糖诊断糖尿病,必须在应激消除后复查才能明确其糖代谢状况。

(4)儿童糖尿病诊断标准与成人相同。

(5)孕期首次产前检查时,使用普通糖尿病诊断标准筛查孕前未诊断的T2DM,如达到糖尿病诊断标准即可判断孕前就患有糖尿病。如初次检查结果正常,则在孕24～28周筛查有无GDM。

(6)近年对应用糖化血红蛋白作为糖尿病诊断指标的国内外研究很多,并得到了广泛的关注。糖化血红蛋白是评价长期血糖控制的金标准。流行病学和循证医学研究证明糖化血红蛋白能稳定和可靠地反映患者的预后。且糖化血红蛋白具有检测变异小、更稳定、可采用与DCCT/UKPDS一致的方法并进行标化、无须空腹或定时采血且受应激等急性状态影响小等优点。美国糖尿病学会已经把糖化血红蛋白≥6.5%作为糖尿病的诊断标准,世界卫生组织也建议在条件成熟的地方采用糖化血红蛋白作为诊断糖尿病的指标。然而,由于我国有关糖化血红蛋白诊断糖尿病切点的相关资料尚不足,而且我国尚缺乏糖化血红蛋白检测方法的标准化,包括测定仪器和测定方法的质量控制存在着明显的地区差异,故目前在我国尚不推荐采用糖化血红蛋白诊断糖尿病。

(二)鉴别诊断

1.其他原因所致尿糖阳性

注意鉴别其他原因所致尿糖阳性。肾性糖尿因肾糖阈降低所致,尿糖阳性,但血糖及OGTT正常。某些非葡萄糖的糖尿如果糖、乳糖、半乳糖尿,用班氏试剂(硫酸铜)检测呈阳性反应,用葡萄糖氧化酶试剂检测呈阴性反应。

甲状腺功能亢进症、胃空肠吻合术后,因碳水化合物在肠道吸收快,可引起进食后0.5～1.0小时血糖过高,出现糖尿,但FPG和餐后2小时血糖正常。严重弥漫性肝病患者,葡萄糖转化为肝糖原功能减弱,肝糖原贮存减少,进食后0.5～1.0小时血糖过高,出现糖尿,但FPG偏低,餐后2～3小时血糖正常或低于正常。急性应激状态时,胰岛素拮抗激素(如肾上腺素、ACTH、肾上腺皮质激素和生长激素)分泌增加,可使糖耐量减低,出现一过性血糖升高、尿糖阳性,应激过后可恢复正常。

2.分型鉴别

最重要的是鉴别T1DM和T2DM,由于两者缺乏明确的生化或遗传学标志,主要根据临床特点和发展过程,从发病年龄、起病急缓、症状轻重、体重、有否酮症酸中毒倾向、是否依赖外源胰岛素维持生命等方面,结合胰岛β细胞自身抗

体和 β 细胞功能检查结果而进行临床综合分析判断。一般来说,T1DM 发病年龄轻,起病急、症状较重,明显消瘦,有酮症倾向,需要胰岛素治疗。但两者的区别都是相对的,临床单靠血糖水平不能区分 T1DM 还是 T2DM,有些患者诊断初期可能同时具有 T1DM 和 T2DM 的特点,如这些人发病年龄较小但进展慢、一般不胖、胰岛素分泌功能降低但尚未达容易发生酮症的程度、其中相当部分患者使用口服降糖药即可达良好血糖控制,这些患者确实暂时很难明确归为 T1DM 或 T2DM;这时可先做一个临时性分型,用于指导治疗。然后依据对治疗的初始反应和 β 细胞功能的动态变化再重新评估和分型。随着疾病的进展,诊断会越来越明确。从发病机制角度来讲,胰岛 β 细胞自身抗体是诊断 T1DM 的特异指标。

青年人中的成年发病型糖尿病和线粒体基因突变糖尿病有一定临床特点,但确诊有赖于基因分析。

许多内分泌疾病,如肢端肥大症(或巨人症)、皮质醇增多症、嗜铬细胞瘤可分泌生长激素、皮质醇、儿茶酚胺,抵抗胰岛素而引起继发性糖尿病。还要注意药物影响和其他特殊类型糖尿病。

3.并发症和伴发病的鉴别诊断

对糖尿病的各种并发症及经常伴随出现的肥胖、高血压、血脂异常等也须进行相应检查和诊断以便及时治疗。

T1DM 应根据体征和症状考虑自身免疫性甲状腺疾病、系统性红斑狼疮等的筛查。

六、糖尿病的治疗

由于糖尿病的病因和发病机制尚未完全阐明,目前仍缺乏病因治疗。

糖尿病治疗的近期目标是通过控制高血糖和相关代谢紊乱以消除糖尿病症状和防止出现急性严重代谢紊乱;远期目标是通过良好的代谢控制达到预防和/或延缓糖尿病慢性并发症的发生和发展,维持良好健康和学习、劳动能力,提高患者的生活质量、降低病死率和延长寿命。保障儿童患者的正常生长发育。

近年循证医学的发展促进了糖尿病治疗观念的进步,糖尿病的控制已从传统意义上的治疗转变为系统管理,最好的管理模式是以患者为中心的团队式管理,团队主要成员包括全科和专科医师、糖尿病教员、营养师、运动康复师、患者及其家属等,并建立定期随访和评估系统。

近年来临床研究证实:使新诊断的糖尿病患者达到良好血糖控制可延缓糖

尿病微血管病变的发生、发展;早期有效控制血糖可能对大血管有较长期的保护作用(代谢记忆效应);全面控制 T2DM 的危险因素可明显降低大血管和微血管病变的发生风险和死亡风险。早期良好控制血糖尚可保护 β 细胞功能及改善胰岛素敏感性。故糖尿病管理须遵循早期和长期、积极而理性、综合治疗和全面达标、治疗措施个体化等原则。国际糖尿病联盟提出糖尿病综合管理 5 个要点(有"五驾马车"之称):糖尿病教育、医学营养治疗、运动治疗、血糖监测和药物治疗。

已有证据显示,将 HbA1c 降至 7% 左右或以下可显著减少糖尿病微血管并发症;如在诊断糖尿病后早期降低 HbA1c,可以减少慢性大血管病变风险。应对血糖控制的风险与获益、可行性和社会因素等进行综合评估,为患者制定合理的个体化 HbA1c 控制目标。对于大多数非妊娠成人,HbA1c 的合理控制目标为<7%。美国糖尿病学会和欧洲糖尿病学会立场声明建议,对于某些患者(如病程短、预期寿命长、无明显的 CVD 等),在无明显的低血糖或其他不良反应的前提下,可考虑更严格的 HbA1c 目标(如 HbA1c 6.0%~6.5%)。而对于有严重低血糖病史,预期寿命有限,有显著的微血管或大血管并发症,或有严重的并发症,糖尿病病程长,并且尽管进行了糖尿病自我管理教育、合适的血糖监测、接受有效剂量的多种降糖药物包括胰岛素治疗仍然很难达标的患者,应采用较为宽松的 HbA1c 目标(如 HbA1c 7.5%~8%,或甚至更高些)。即糖尿病患者血糖控制目标应该遵循个体化的原则。

(一)糖尿病教育

糖尿病教育是重要的基础管理措施之一。每位糖尿病患者一旦诊断即应规范接受糖尿病教育,目标是使患者充分认识糖尿病并掌握糖尿病的自我管理能力。健康教育被公认是决定糖尿病管理成败的关键。良好的健康教育可充分调动患者的主观能动性,积极配合治疗,有利于疾病控制达标,防止各种并发症的发生和内展,降低医疗费用和负担,使患者和国家均受益。健康教育包括糖尿病防治专业人员的培训,医务人员的继续医学教育,患者及其家属和公众的卫生保健教育。应对患者和家属耐心宣教,使其认识到糖尿病是终身疾病,治疗需持之以恒,充分认识自身的行为和自我管理能力是糖尿病能否成功控制的关键。同时促进患者治疗性生活方式改变,定期辅导并应将其纳入治疗方案,让患者了解糖尿病的基础知识和治疗控制要求,学会自我血糖监测,掌握医学营养治疗的具体措施和体育锻炼的具体要求,使用降血糖药物的注意事项,学会胰岛素注射技术,从而在医务人员指导下长期坚持合理治疗并达标,坚持随访,按需要调整治疗方案。同时,糖尿病健康教育应涉及社会心理问题,因为良好情感状态与糖尿病治疗效果密切相关。劝诫患者戒烟和烈性酒,讲求个人卫生,预防各种感染。

(二)医学营养治疗

医学营养治疗是糖尿病基础管理措施,是综合管理的重要组成部分。对医学营养治疗的依从性是决定患者能否达到理想代谢控制的关键影响因素。其主要目标是:纠正代谢紊乱、达到良好的代谢控制、减少 CVD 的危险因素、提供最佳营养以改善患者健康状况、减缓 β 细胞功能障碍的进展。总的原则是确定合理的总能量摄入,合理、均衡地分配各种营养物质,恢复并维持理想体重。

1.计算总热量

首先按患者性别、年龄和身高查表或用简易公式计算理想体重[理想体重(kg)=身高(cm)-105],然后根据理想体重和工作性质,参照原来生活习惯等,计算每天所需总热量。成年人休息状态下每天每千克理想体重给予热量 $105\sim126$ kJ,轻体力劳动 $126\sim147$ kJ,中度体力劳动 $147\sim167$ kJ,重体力劳动 167 kJ 以上。儿童、孕妇、乳母、营养不良及伴有消耗性疾病者应酌情增加,肥胖者酌减,使体重逐渐恢复至理想体重的 $\pm5\%$。

2.膳食搭配

膳食中碳水化合物所提供的能量应占饮食总热量的 $50\%\sim60\%$。不同种类碳水化合物引起血糖增高的速度和程度有很大不同,可用食物生糖指数(GI)来衡量。GI 指进食恒量的食物(含 50 g 碳水化合物)后,$2\sim3$ 小时的血糖曲线下面积相比空腹时的增幅除以进食 50 g 葡萄糖后的相应增幅。$GI\leqslant55\%$ 为低 GI 食物,$55\%<GI<70\%$ 为中 GI 食物,$GI\geqslant70\%$ 为高 GI 食物。低 GI 食物有利于血糖控制和控制体重。应限制含糖饮料摄入;可适量摄入糖醇和非营养性甜味剂。肾功能正常的糖尿病个体,推荐蛋白质的摄入量占供能比的 $10\%\sim15\%$,成人每天每千克理想体重 $0.8\sim1.2$ g;孕妇、乳母、营养不良或伴消耗性疾病者增至 $1.5\sim2.0$ g;伴有糖尿病肾病而肾功能正常者应限制至 0.8 g,尿素氮已升高者应限制在 0.6 g 以下;蛋白质应至少有 1/3 来自动物蛋白质,以保证必需氨基酸的供给。膳食中由脂肪提供的能量不超过总热量的 30%,其中饱和脂肪酸不应超过总热量的 7%;食物中胆固醇摄入量<300 mg/d。

此外,各种富含食用纤维的食品可延缓食物吸收,降低餐后血糖高峰,有利于改善糖、脂代谢紊乱,并促进胃肠蠕动、防止便秘。提倡食用绿叶蔬菜、豆类、块根类、谷物、含糖成分低的水果等。

3.糖尿病的营养补充治疗

没有明确的证据显示糖尿病患者群维生素或矿物质的补充是有益的(如果

没有缺乏)。不建议常规补充抗氧化剂如维生素 E、维生素 C 和胡萝卜素,因为缺乏有效性和长期安全性的证据。目前的证据不支持糖尿病患者补充 n-3(EPA 和 DHA)预防或治疗心血管事件的建议。没有足够的证据支持糖尿病患者常规应用微量元素如铬、镁和维生素 D 以改善血糖控制。没有足够的证据支持应用肉桂或其他中药/补充剂治疗糖尿病。

4.饮酒

成年糖尿病患者如果想饮酒,每天饮酒量应适度(成年女性每天饮酒的酒精量≤15 g,成年男性≤25 g)。饮酒或许使糖尿病患者发生迟发低血糖的风险增加,尤其是应用胰岛素或促胰岛素分泌剂的患者。教育并保证让患者知晓如何识别和治疗迟发低血糖。

5.钠摄入

普通人群减少钠摄入每天<2 300 mg 的建议对糖尿病患者也是合适的。对糖尿病合并高血压的患者,应考虑进一步减少钠的摄入。

6.合理分配

确定每天饮食总热量和糖类、蛋白质、脂肪的组成后,按每克糖类、蛋白质产热 4 kcal,每克脂肪产热 9 kcal,将热量换算为食品后制订食谱,并根据生活习惯、病情和配合药物治疗需要进行安排。可按每天三餐分配为 1/5、2/5、2/5 或 1/3、1/3、1/3。

以上仅是原则估算,在治疗过程中要根据患者的具体情况进行调整。如肥胖患者在治疗措施适当的前提下,体重不下降,应进一步减少饮食总热量;体形消瘦的患者,经治疗体重已恢复者,其饮食方案也应适当调整,避免体重继续增加。

(三)运动治疗

体育运动在糖尿病患者的管理中占重要地位,尤其对肥胖的 T2DM 患者,运动可增加胰岛素敏感性,有助于控制血糖和体重。根据年龄、性别、体力、病情、有无并发症及既往运动情况等不同条件,在医师指导下开展有规律的合适运动,循序渐进,并长期坚持。建议糖尿病患者每周至少进行 150 分钟的中等强度的有氧体力活动(50%~70%最大心率),每周运动时间应该分布在 3 天以上,运动间隔时间一般不超过 2 天。若无禁忌证,应该鼓励 T2DM 患者每周至少进行 2 次阻力性肌肉运动。如果患者觉得达到所推荐的运动量和时间有困难,应鼓励他们尽可能进行适当的体育运动。运动前、中、后要监测血糖。运动量大或激烈运动时应建议患者调整食物及药物,以免发生低血糖。T1DM 患者为避免血糖波动过大,体育锻炼宜在餐后进行,运动量不宜过大,持续时间不宜过长。血糖>14 mmol/L、有明显的低血糖症状或者血糖波动较大、有糖尿病急性并发症和心眼脑肾等严重慢性并发症者暂不适宜运动。

(四)血糖监测

血糖监测基本指标包括空腹血糖、餐后血糖和 HbA1c。HbA1c 是评价长期血糖控制的金指标,也是指导临床调整治疗方案的重要依据之一,推荐糖尿病患者开始治疗时每 3 个月检测 1 次 HbA1c,血糖达标后每年也至少监测 2 次。也可用糖化血清清蛋白来评价近 2～3 周的血糖控制情况。建议患者应用便携式血糖计进行自我监测血糖(SMBG),以了解血糖的控制水平和波动情况,指导调整治疗方案。自我血糖监测适用于所有糖尿病患者,尤其对妊娠和胰岛素治疗的患者更应加强自我血糖监测。SMBG 的方案、频率和时间安排应根据患者的病情、治疗目标和治疗方案决定。

患者每次就诊时均应测量血压;每年至少 1 次全面了解血脂及心、肾、神经、眼底等情况,以便尽早发现问题并给予相应处理。

(五)药物治疗

1.口服降糖药物

高血糖的药物治疗多基于 2 型糖尿病的两个主要病理生理改变——胰岛素抵抗和胰岛素分泌受损。口服降糖药物根据作用效果的不同,可以分为促胰岛素分泌剂(磺脲类、格列奈类、DPP-Ⅳ抑制剂)和非促胰岛素分泌剂(双胍类、噻唑烷二酮类、α糖苷酶抑制剂)。磺脲类药物、格列奈类药物直接刺激胰岛素分泌;DPP-Ⅳ抑制剂通过减少体内 GLP-1 的分解而增加 GLP-1 增加胰岛素分泌的作用;噻唑烷二酮类药物可改善胰岛素抵抗;双胍类药物主要减少肝脏葡萄糖的输出;α糖苷酶抑制剂主要延缓碳水化合物在肠道内的吸收。

(1)二甲双胍:目前临床上使用的双胍类药物主要是盐酸二甲双胍。双胍类药物主要药理作用是通过减少肝脏葡萄糖的输出和改善外周胰岛素抵抗而降低血糖。许多国家和国际组织制定的糖尿病指南中推荐二甲双胍作为 2 型糖尿病患者控制高血糖的一线用药和联合用药中的基础用药。临床试验显示,二甲双胍可以使 HbA1c 下降 1%～2%并可使体重下降。单独使用二甲双胍类药物不导致低血糖,但二甲双胍与胰岛素或促胰岛素分泌剂联合使用时可增加低血糖发生的危险性。二甲双胍的主要不良反应为胃肠道反应。双胍类药物罕见的严重不良反应是诱发乳酸酸中毒。因此,双胍类药物禁用于肾功能不全[血肌酐水平男性

＞1.5 mg/dL,女性＞1.4 mg/dL或肾小球滤过率＜60 mL/(min·1.73 m²)]、肝功能不全、严重感染、缺氧或接受大手术的患者。在做造影检查使用碘化造影剂时,应暂时停用二甲双胍。

(2)磺脲类药物:磺脲类药物属于促胰岛素分泌剂,主要药理作用是通过刺激胰岛β细胞分泌胰岛素,增加体内的胰岛素水平而降低血糖。临床试验显示,磺脲类药物可以使 HbA1c 降低 1％～2％,是目前许多国家和国际组织制定的糖尿病指南中推荐的控制 2 型糖尿病患者高血糖的主要用药。目前在我国上市的磺脲类药物主要为格列苯脲、格列苯脲、格列齐特、格列吡嗪和格列喹酮。磺脲类药物如果使用不当可以导致低血糖,特别是在老年患者和肝、肾功能不全者;磺脲类药物还可以导致体重增加。有肾功能轻度不全的患者,宜选择格列喹酮。患者依从性差时,建议服用每天一次的磺脲类药物。

(3)噻唑烷二酮类药物:噻唑烷二酮类药物主要通过增加靶细胞对胰岛素作用的敏感性而降低血糖。目前在我国上市的噻唑烷二酮类药物主要有罗格列酮和吡格列酮。临床试验显示,噻唑烷二酮类药物可以使 HbA1c 下降 1％～1.5％。噻唑烷二酮类药物单独使用时不导致低血糖,但与胰岛素或促胰岛素分泌剂联合使用时可增加发生低血糖的风险。体重增加和水肿是噻唑烷二酮类药物的常见不良反应,这种不良反应在与胰岛素联合使用时表现更加明显。噻唑烷二酮类药物的使用还与骨折和心力衰竭风险增加相关。在有心力衰竭(纽约心力衰竭分级Ⅱ以上)的患者、有活动性肝病或转氨酶增高超过正常上限 2.5 倍的患者,以及有严重骨质疏松和骨折病史的患者中应禁用本类药物。

(4)格列奈类药物:为非磺脲类的胰岛素促泌剂,我国上市的有瑞格列奈,那格列奈和米格列奈。本类药物主要通过刺激胰岛素的早期分泌而降低餐后血糖,具有吸收快、起效快和作用时间短的特点,可降低 HbA1c 0.3％～1.5％。此类药物需在餐前即刻服用,可单独使用或与其他降糖药物联合应用(磺脲类除外)。格列奈类药物的常见不良反应是低血糖和体重增加,但低血糖的发生频率和程度较磺脲类药物轻。

(5)α糖苷酶抑制剂:通过抑制碳水化合物在小肠上部的吸收而降低餐后血糖。其适用于以碳水化合物为主要食物成分和餐后血糖升高的患者。国内上市的 α糖苷酶抑制剂有阿卡波糖,伏格列波糖和米格列醇。α糖苷酶抑制剂可使 HbA1c 下降 0.5％～0.8％,不增加体重,并且有使体重下降的趋势,可与磺脲类、双胍类、噻唑烷二酮类或胰岛素合用。α糖苷酶抑制剂的常见不良反应为胃肠道反应。服药时从小剂量开始,逐渐加量是减少不良反应的有效方法。单独服用本类药物通常不会发生低血糖;合用α糖苷酶抑制剂的患者如果出现低血糖,治疗时需使用葡萄糖、牛奶或蜂蜜,而食用蔗糖或淀粉类食物纠正低血糖的效果差。

(6)二肽基肽酶-Ⅳ抑制剂(DPP-Ⅳ抑制剂):DPP-Ⅳ抑制剂通过抑制二肽基肽酶-Ⅳ而减少 GLP-1 在体内的失活,增加 GLP-1 在体内的水平。GLP-1 以葡萄糖浓度依赖的方式增强胰岛素分泌,抑制胰高血糖素分泌。目前国内上市的 DPP-Ⅳ抑制剂为西格列汀。在包括我国 2 型糖尿病患者在内的临床试验显示 DPP-Ⅳ抑制剂可降低 HbA1c 0.5%~1.0%。DPP-Ⅳ抑制剂单独使用不增加低血糖发生的风险,不增加体重。目前在我国上市的西格列汀在有肾功能不全的患者中使用时应注意减少药物的剂量。

(7)GLP-1 受体激动剂:GLP-1 受体激动剂通过激动 GLP-1 受体而发挥降低血糖的作用。GLP-1 受体激动剂以葡萄糖浓度依赖的方式增强胰岛素分泌、抑制胰高血糖素分泌并能延缓胃排空和通过中枢性的抑制食欲而减少进食量。目前国内上市的 GLP-1 受体激动剂为艾塞那肽,需皮下注射。在包括我国 2 型糖尿病患者在内的临床试验显示 GLP-1 受体激动剂可以使 HbA1c 降低0.5%~1.0%。GLP-1 受体激动剂可以单独使用或与其他口服降糖药物联合使用。GLP-1 受体激动剂有显著的体重降低作用,单独使用无明显导致低血糖发生的风险。GLP-1 受体激动剂的常见胃肠道不良反应,如恶心,程度多为轻到中度,主要见于刚开始治疗时,随治疗时间延长逐渐减少。

2.胰岛素治疗

胰岛素治疗是控制高血糖的重要手段。1 型糖尿病患者需依赖胰岛素维持生命,也必须使用胰岛素控制高血糖。2 型糖尿病患者虽然不需要胰岛素来维持生命,但由于口服降糖药的失效或出现口服药物使用的禁忌证时,仍需要使用胰岛素控制高血糖,以减少糖尿病急、慢性并发症发生的危险。在某些时候,尤其是病程较长时,胰岛素治疗可能会变成最佳的,甚至是必需的保持血糖控制的措施。

开始胰岛素治疗后应该继续坚持饮食控制和运动,并加强对患者的宣教,鼓励和指导患者进行自我血糖监测,以便于胰岛素剂量调整和预防低血糖的发生。所有开始胰岛素治疗的患者都应该接受低血糖危险因素、症状和自救措施的教育。

胰岛素的治疗方案应该模拟生理性胰岛素分泌的模式,包括基础胰岛素和餐时胰岛素两部分的补充。胰岛素根据其来源和化学结构可分为动物胰岛素、人胰岛素和胰岛素类似物。胰岛素根据其作用特点可分为超短效胰岛素类似物、常规(短效)胰岛素、中效胰岛素、长效胰岛素(包括长效胰岛素类似物)和预混胰岛素(包括预混胰岛素类似物)。临床试验证明,胰岛素类似物与人胰岛素相比控制血糖的能力相似,但在模拟生理性胰岛素分泌和减少低血糖发生的危险性方面胰岛素类似物优于人胰岛素。

(1)胰岛素的起始治疗:①1 型糖尿病患者在发病时就需要胰岛素治疗,而且需终身胰岛素替代治疗。②2 型糖尿病患者在生活方式和口服降糖药联合治疗的基础上,如果血糖仍然未达到控制目标,即可开始口服药物和胰岛素的联合治疗。一般经过较大剂量多种口服药物联合治疗后 HbA1c 仍>7%时,就可以考虑启动胰岛素治疗。③对新发病并与 1 型糖尿病鉴别困难的消瘦的糖尿病患者,应该把胰岛素作为一线治疗药物。④在糖尿病病程中(包括新诊断的 2 型糖尿病患者),出现无明显诱因的体重下降时,应该尽早使用胰岛素治疗。⑤根据患者的具体情况,可选用基础胰岛素或预混胰岛素起始胰岛素治疗。

胰岛素的起始治疗中基础胰岛素的使用:①基础胰岛素包括中效人胰岛素和长效胰岛素类似物。当仅使用基础胰岛素治疗时,不必停用胰岛素促分泌剂。②使用方法:继续口服降糖药物治疗,联合中效或长效胰岛素睡前注射。起始剂量为 0.2 U/kg 体重。根据患者空腹血糖水平调整胰岛素用量,通常每 3~5 天调整一次,根据血糖的水平每次调整 1~4 U 直至空腹血糖达标。如 3 个月后空腹血糖控制理想但 HbA1c 不达标,应考虑调整胰岛素治疗方案。

胰岛素的起始治疗中预混胰岛素的使用:①预混胰岛素包括预混入胰岛素和预混胰岛素类似物。根据患者的血糖水平,可选择每天 1~2 次的注射方案。当使用每天两次注射方案时,应停用胰岛素促泌剂。②使用方法包括以下 2 条。每天一次预混胰岛素:起始的胰岛素剂量一般为每天 0.2 U/kg,晚餐前注射。根据患者空腹血糖水平调整胰岛素用量,通常每 3~5 天调整一次,根据血糖的水平每次调整 1~4 U 直至空腹血糖达标。每天两次预混胰岛素:起始的胰岛素剂量一般为每天 0.4~0.6 U/kg,按 1:1 的比例分配到早餐前和晚餐前。根据空腹血糖,早餐后血糖和晚餐前后血糖分别调整早餐前和晚餐前的胰岛素用量,每3~5 天调整一次,根据血糖水平每次调整的剂量为 1~4 U,直到血糖达标。1 型糖尿病在蜜月期阶段,可以短期使用预混胰岛素每天注射 2~3 次。

(2)胰岛素的强化治疗包括以下 4 点。

多次皮下注射:①在上述胰岛素起始治疗的基础上,经过充分的剂量调整,如患者的血糖水平仍未达标或出现反复的低血糖,需进一步优化治疗方案。可以采用餐时＋基础胰岛素或每天3次预混胰岛素类似物进行胰岛素强化治疗。②使用方法包括以下2条。餐时＋基础胰岛素：根据睡前和三餐前血糖的水平分别调整睡前和三餐前的胰岛素用量，每3～5天调整一次，根据血糖水平每次调整的剂量为1～4 U，直到血糖达标；每天3次预混胰岛素类似物：根据睡前和三餐前血糖水平进行胰岛素剂量调整，每3～5天调整一次，直到血糖达标。

持续皮下胰岛素输注（CSII）：①是胰岛素强化治疗的一种形式，更接近生理性胰岛素分泌模式，在控制血糖方面优于多次皮下注射且低血糖发生的风险小。②需要胰岛素泵来实施治疗。③主要适用人群：1型糖尿病患者；计划受孕和已妊娠的糖尿病妇女；需要胰岛素强化治疗的2型糖尿病患者。

特殊情况下胰岛素的应用：对于血糖较高的初发2型糖尿病患者，由于口服药物很难使血糖得到满意的控制，而高血糖毒性的迅速缓解可以部分减轻胰岛素抵抗和逆转β细胞功能，故新诊断的2型糖尿病伴有明显高血糖时可以使用胰岛素强化治疗。方案可以选择各种胰岛素强化治疗方案。如多次皮下注射、胰岛素泵注射等。应注意加强血糖的监测，及时调整胰岛素剂量，使各点血糖在最短时间接近正常，同时尽量减少低血糖的发生。

胰岛素注射装置：可以根据个人需要和经济状况选择使用胰岛素注射笔（胰岛素笔或者特充装置）、胰岛素注射器或胰岛素泵。

（六）T2DM 高血糖的管理策略和治疗流程

应依据患者病情特点结合其经济、文化、对治疗的依从性、医疗条件等多种因素，制定个体化的治疗方案，且强调跟踪随访，根据病情变化调整治疗方案，力求达到安全平稳降糖、长期达标。

生活方式干预是T2DM的基础治疗措施，应该贯穿于糖尿病治疗的始终。如果单纯生活方式干预血糖不能达标，应开始药物治疗。选择降糖药物应考虑有效性、安全性及费用。首选二甲双胍，且如果没有禁忌证，其应一直保留在治疗方案中；不适合二甲双胍治疗者可选择其他种类药物。如单独使用二甲双胍治疗血糖未达标，可加用其他种类的降糖药物。基线 HbA1c 很高的患者（如≥9.0％），也可直接开始两种口服降糖药联合，或胰岛素治疗。两种口服药联合治疗而血糖仍不达标者，可加用胰岛素治疗（每天1次基础胰岛素或每天1～2次预混胰岛素）或采用3种口服药联合治疗。如血糖仍不达标，则应将治疗方案调整为多次胰岛素治疗或 CSII。

在选择治疗药物时也可根据患者血糖特点，如空腹血糖高时可选用双胍类、磺脲类和中长效胰岛素；餐后血糖升高为主时可选用格列奈类和/或 α-糖苷酶抑制剂、短效及超短效胰岛素;DPP-Ⅳ抑制剂及 GLP-1 受体激动剂降低餐后血糖同时可降低空腹血糖,并且低血糖风险小。

(七)手术治疗糖尿病

近年证实减重手术可明显改善肥胖 T2DM 患者的血糖控制,甚至可使部分糖尿病患者"缓解",术后 2~5 年的 T2DM 缓解率为 60%~80%。故近年国际糖尿病联盟和美国糖尿病学会已将减重手术(代谢手术)推荐为肥胖 T2DM 的可选择的治疗方法之一;我国也已开展这方面的治疗。《中国 2 型糖尿病防治指南》提出减重手术治疗的适应证:体重指数(BMI)>32 kg/m² 为可选适应证,28~32 kg/m² 且合并糖尿病、其他心血管疾病为慎选适应证。但目前各国有关手术治疗的 BMI 切点不同,应规范手术的适应证,权衡利弊,避免手术扩大化和降低手术长、短期并发症发生的风险,并加强手术前后对患者的管理。目前还不适合大规模推广。

(八)胰腺移植和胰岛细胞移植

1.胰腺移植

单独胰腺移植或胰肾联合移植可解除对胰岛素的依赖,改善生活质量。治疗对象主要为 T1DM 患者,目前尚局限于伴终末期肾病的 T1DM 患者;或经胰岛素强化治疗仍难达到控制目标,且反复发生严重代谢紊乱者。然而,由于移植后发生的免疫排斥反应,往往会导致移植失败,故必须长期应用免疫抑制剂。

2.胰岛细胞移植

同种异体胰岛移植可使部分 T1DM 患者血糖水平维持正常达数年。但供体来源的短缺和需要长期应用免疫抑制剂限制了该方案在临床上的广泛推广。且移植后患者体内功能性胰岛细胞的存活无法长期维持,移植后随访 5 年的患者中不依赖胰岛素治疗的比率低于 10%。近年还发现采用造血干细胞或间充质干细胞治疗糖尿病具有潜在的应用价值,但此治疗方法目前尚处于临床前研究阶段。

(九)糖尿病慢性并发症的防治原则

糖尿病慢性并发症是患者致残、致死的主要原因,强调早期防治。T1DM 病程≥5 年者及所有 T2DM 患者确诊后应每年进行慢性并发症筛查。现有证据显示:仅严格控制血糖对预防和延缓 T2DM 患者,特别是那些长病程、已发生 CVD 或伴有多个心血管危险因子患者慢性并发症的发生发展的作用有限,所以应早期和积极全面控制 CVD 危险因素。

1.防治高血压

在糖尿病合并高血压患者的血压目标值方面各指南有所不同。美国成人高血压指南将60岁以下糖尿病高血压患者的血压目标值设定为<18.7/12.0 kPa(140/90 mmHg)。2013年和2014年美国糖尿病学会糖尿病诊疗指南将糖尿病患者的血压目标值设定为<18.7/10.7 kPa(140/80 mmHg),而欧洲心脏病学会(ESC)和欧洲糖尿病学会(EASD)联合发布的《2013糖尿病、糖尿病前期和心血管疾病指南》则将这些目标值设定为<18.7/11.3 kPa (140/85 mmHg),《2013年中国2型糖尿病防治指南》在这一指标上与美国糖尿病学会指南保持一致。血压≥18.7/12.0 kPa(140/90 mmHg)者,除接受生活方式治疗外,还应立即接受药物治疗,并及时调整药物剂量使血压达标。糖尿病并高血压患者的药物治疗方案应包括一种血管紧张素转化酶抑制剂(ACEI)或血管紧张素受体拮抗剂(ARB)。如果一类药物不能耐受,应该用另一类药物代替。避免ACEI和ARB联用。为使血压控制达标,常需联用多种药物(最大剂量的2种或多种药物)。如果已经应用ACEI、ARB类或利尿剂,应监测血肌酐/估计肾小球滤过率(eGFR)和血钾水平。糖尿病并慢性高血压的孕妇,为了母亲长期健康和减少胎儿发育损害,建议血压目标值为14.7~17.2/8.7~10.5 kPa(110~129/65~79 mmHg)。妊娠期间,ACEI和ARB类均属禁忌。

2.防治血脂异常

治疗和管理血脂异常的目的是预防心血管终点事件的发生。LDL-C是首要的治疗靶标,如果不能检测LDL-C,那么总胆固醇应作为治疗的靶标。其他如non-HDL-C和ApoB也可作为次要的治疗和管理靶标。

3.防治心血管病

心血管风险增加的T1DM及T2DM患者(10年风险>10%),考虑阿司匹林一级预防治疗(剂量75~162 mg/d)。这包括大部分>50岁男性或>60岁女性,并至少合并一项其他主要危险因素(CVD家族史、高血压、吸烟、血脂异常或蛋白尿)。CVD低危的成年糖尿病患者(10年CVD风险<5%,如<50岁男性或<60岁女性且无其他主要CVD危险因素者)不应推荐使用阿司匹林预防CVD,因为出血的潜在不良反应可能抵消了其潜在益处。

4.防治蛋白尿

严格的血糖控制可预防或延缓T1DM和T2DM蛋白尿的发生和进展。已有微量清蛋白尿而血压正常的早期肾病患者应用ACEI或ARB也可延缓肾病的进展;一旦进展至临床糖尿病肾病期,治疗的重点是矫正高血压和减慢GFR

下降速度。ACEI 或 ARB 除可降低血压外,还可减轻蛋白尿和使 GFR 下降延缓。糖尿病肾病(Ⅳ期)饮食蛋白量为每天每千克体重 0.8 g,以优质动物蛋白为主;GFR 进一步下降后减至 0.6 g 并加用复方 α-酮酸。尽早使用促红细胞生成素纠正贫血,治疗维生素 D-钙磷失平衡可明显改善进展期患者的生活质量和预后。糖尿病肾病肾衰竭者需透析或移植治疗。

5.防治视网膜病变

综合眼科检查包括散瞳后眼底检查、彩色眼底照相,必要时行荧光造影检查。有任何程度黄斑水肿、严重 NPDR 或任何 PDR 的患者,应该立即转诊给有治疗糖尿病视网膜病变丰富经验的眼科医师。高危 PDR、临床明显的黄斑水肿和部分严重 NPDR 患者,进行激光光凝治疗可以降低失明的危险。糖尿病黄斑水肿是抗血管内皮生长因子(VEGF)治疗的指征。由于阿司匹林不增加视网膜出血的风险且有心脏保护作用,视网膜病变的存在不是阿司匹林治疗的禁忌证。重度 NPDR 应尽早接受视网膜光凝治疗;PDR 患者存在威胁视力情况时(如玻璃体积血不吸收、视网膜前出现纤维增殖、黄斑水肿或视网膜脱离等)应尽早行玻璃体切割手术,争取尽可能保存视力。

6.防治周围神经病变

所有 T2DM 确诊时和 T1DM 确诊 5 年后应该使用简单的临床检测手段(如 10 g 尼龙丝、音叉振动觉检查等)筛查糖尿病周围神经病变,只有当临床表现不典型时才需要进行电生理学检查;此后至少每年检查一次。除非临床特征不典型,一般不需要进行电生理学检查或转诊给神经病学专家。目前糖尿病周围神经病变尚缺乏有效治疗方法,早期严格控制血糖并保持血糖稳定是防治糖尿病神经病变最重要和有效的方法;其他如甲钴胺、α-硫辛酸、前列腺素类似物、醛糖还原酶抑制剂、神经营养因子等有一定的改善症状和促进神经修复的作用;对痛性糖尿病神经病变可选用抗惊厥药(卡马西平、普瑞巴林和加巴喷丁等)、选择性 5-羟色胺和去甲肾上腺素再摄取抑制剂(度洛西汀)、三环类抗忧郁药物(阿米替林、丙米嗪)减轻神经病变相关的特定症状,改善患者的生活质量。

7.防治糖尿病足

对所有糖尿病患者每年进行全面的足部检查,以确定溃疡和截肢的危险因素。足部检查应该包括视诊、评估足动脉搏动、保护性感觉丢失的检查(10 g 单尼龙丝＋以下任何一项检查:128 Hz音叉检查振动觉,针刺感,踝反射或振动觉阈值)。对所有糖尿病患者都应给予糖尿病足自我保护的教育并提供一般的足部自我管理的教育。对于足溃疡及高危足患者,尤其有足溃疡或截肢病史者,推荐多学科管理。吸烟、有 LOPS、畸形或既往有下肢并发症者,应该转诊给足病专家进行持续性预防治疗和终身监护。首次筛查外周动脉病变时,应该包括跛行的病史并评估足动脉搏动。明显跛行或踝肱指数异常者,应该进行进一步的血管评估。对高危足应防止外伤、感染,积极治疗血管和神经病变。对已发生足部溃疡者要鉴别溃疡的性质,给予规范化处理,以降低截肢率和医疗费用。对高足压患者的治疗,除根据引起足压增高的原因给予相应处理外,国外的临床经验已证明,治疗性鞋或鞋垫使压力负荷重新分配,有预防足溃疡发生的作用,尤其是对曾发生过足溃疡和有足畸形的患者效果更好。

8.其他

所有糖尿病患者应行心理和社会状态评估和随访,及时发现和处理抑郁、焦虑、饮食紊乱和认知功能损害等。

(十)糖尿病合并妊娠及 GDM 的管理

糖尿病合并妊娠及 GDM 均与先兆子痫、大于胎龄儿、剖宫产及肩难产等母婴并发症有关,故整个妊娠期糖尿病控制对确保母婴安全至关重要。由于胎儿发生先天性畸形危险性最大的时期是停经 9 周前及受孕 7 周内,因而糖尿病妇女应在接受胰岛素治疗使血糖控制达标后才受孕。受孕前应进行全面检查,由糖尿病医师和妇产科医师共同评估是否合适妊娠。尽早对 GDM 进行诊断,确诊后即按诊疗常规进行管理。医学营养治疗原则与非妊娠患者相同,务使孕妇体重正常增长。应选用胰岛素控制血糖;虽然国外有文献报道二甲双胍和格列本脲应用于妊娠期患者有效、安全,但我国目前尚未批准任何口服降糖药用于妊娠期高血糖的治疗。密切监测血糖,GDM 患者妊娠期血糖应控制在餐前及餐后 2 小时血糖值分别≤5.3 mmol/L、6.7 mmol/L,特殊情况下可测餐后 1 小时血糖(≤7.8 mmol/L);夜间血糖不低于 3.3 mmol/L;妊娠期 HbA1c 宜<5.5%。糖尿病合并妊娠患者妊娠期血糖控制应达到下述目标:妊娠早期血糖控制勿过于严格,以防低血糖发生;妊娠期餐前、夜间血糖及 FPG 宜控制在 3.3～5.6 mmol/L,餐后峰值血糖5.6～7.1 mmol/L,HbA1c<6.0%。无论 GDM 或糖尿病合并妊娠,经过饮食和运动管理,妊娠期血糖达不到上述标准时,应及时加用胰岛素进一步控制血糖。

密切监测胎儿情况和孕妇的血压、肾功能、眼底等。计划怀孕或已经怀孕的女性糖尿病患者应该进行综合性眼科检查,综合评价糖尿病视网膜病发生和/或发展风险。妊娠前 3 个月应进行眼科检查,随后整个妊娠期间和产后 1 年密切随访。根据胎儿和母亲的具体情况,选择分娩时间和方式。产后注意对新生儿低血糖症的预防和处理。GDM 患者应在产后 6～12 周用 OGTT 及非妊娠糖尿病诊断标准筛查是否有永久性糖尿病,如果血糖正常,应至少每 3 年进行一次糖尿病筛查。

(十一)围术期管理

糖尿病与手术应激之间有复杂的相互影响:糖尿病血管并发症可明显增加手术风险,糖尿病患者更易发生感染及伤口愈合延迟;而手术应激可显著升高血糖,甚至诱发糖尿病急性并发症,增加术后病死率。择期手术前应尽量将空腹血糖控制<7.8 mmol/L 及餐后血糖<10 mmol/L;接受大、中型手术者术前改为胰岛素治疗;并对可能影响手术预后的糖尿病并发症进行全面评估。需急诊手术而又存在酸碱、水、电解质平衡紊乱者应及时纠正。术中、术后密切监测血糖,围术期患者血糖控制在 8.0～10.0 mmol/L 较安全。

(十二)免疫接种

年龄≥6 个月的糖尿病患者每年都要接种流感疫苗。所有≥2 岁的糖尿病患者须接种肺炎球菌多糖疫苗。年龄＞65 岁的患者如果接种时间超过 5 年者需再接种一次。再接种指征还包括肾病综合征、慢性肾脏疾病及其他免疫功能低下状态,如移植术后。年龄在 19～59 岁的糖尿病患者如未曾接种乙肝疫苗,应该接种。年龄≥60 岁的糖尿病患者如未曾接种乙肝疫苗,也可以考虑接种。

第二节　糖尿病乳酸性酸中毒

体内的碳水化合物代谢产生两种乳酸同分异构体,即左旋乳酸(L-乳酸)和右旋乳酸(D-乳酸)(图 2-1)。因此,乳酸性酸中毒应分为 L-乳酸性酸中毒和 D-乳酸性酸中毒两类。但是,一般情况下的乳酸性酸中毒仅指 L-乳酸性酸中毒。机体乳酸产生过多和/或其清除减少引起血 L-乳酸明显升高(≥5 mmol/L),导致代谢性酸中毒(血碳酸氢盐≤10 mmol/L,动脉血气 pH≤7.35),称为 L-乳酸性酸中毒(简称乳酸性酸中毒),而 D-乳酸性酸中毒是指血清 D-乳酸≥3 mmol/L的临床状态。血乳酸增高而无血 pH 降低称为高乳酸血症。在糖尿病基础上发生的乳酸性酸中毒称为糖尿病乳酸性酸中毒(DLA),也应包括糖尿病 L-乳酸性酸中毒(常见)和糖尿病 D-乳酸性酸中毒(少见)两种。糖尿病乳酸性酸中毒的发病率在 0.25%～4.00%,多发生于服用大量苯乙双胍伴肝肾功能不全和心力衰竭等的糖尿病患者,虽不常见,但后果严重,死亡率高。

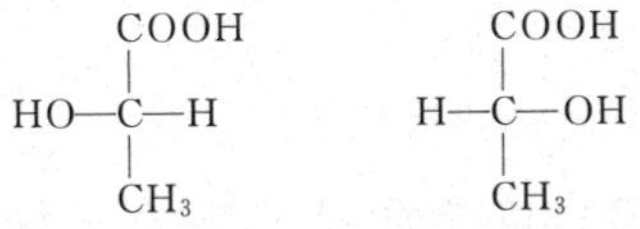

$$HO-\underset{\underset{CH_3}{|}}{\overset{\overset{COOH}{|}}{C}}-H \qquad H-\underset{\underset{CH_3}{|}}{\overset{\overset{COOH}{|}}{C}}-OH$$

L-乳酸 D-乳酸

图 2-1 乳酸的同分异构体

一、病因与分类

乳酸性酸中毒可分为 L-乳酸性酸中毒和 D-乳酸性酸中毒两类,其病因与分类,见表 2-3。

表 2-3 乳酸性酸中毒的病因与分类

病因	分类
L-乳酸性酸中毒(常见)	组织缺氧型:心衰、心源性休克、窒息、脓毒败血症
	非组织缺氧型:糖尿病、恶性肿瘤、肝衰竭、肾衰竭、严重感染
	先天性代谢疾病:Ⅰ型糖原贮积症、丙酮酸脱氢酸缺陷症、丙酮酸羟化酶缺陷症、果糖 1,6-二磷酸酶缺陷症、线粒体呼吸链病
	药物:双胍类、果糖、山梨醇/木糖醇、反转录蛋白酶抑制剂
	中毒:甲醇/乙二醇、一氧化碳中毒
D-乳酸性酸中毒(少见)	生成过多:胃肠手术、短肠综合征、肠外营养
	代谢障碍(亚临床酸中毒):糖尿病、新生儿、严重缺血缺氧、创伤

(一)L-乳酸和 D-乳酸的来源和代谢不同

1.L-乳酸来源与代谢

正常人血清中的 L-乳酸来源于细胞代谢,以左旋乳酸为主,葡萄糖分解代谢生成的丙酮酸大部分经三羧酸循环氧化供能,但在缺氧或氧利用障碍时,大部分丙酮酸则在乳酸脱氢酶的作用下还原为乳酸。机体内产生乳酸的部位主要为红细胞(无线粒体)、骨骼肌、皮肤和神经等代谢活跃的组织;在氧供不充足时,人体绝大多数组织都能通过糖酵解途径生成乳酸。当人体在剧烈运动时,组织处于相对缺氧的生理状态;一些疾病(休克、心功能不全造成组织低灌注及窒息或严重贫血造成低氧状态)也可导致机体处于缺氧的病理状态,均可使体内无氧糖酵解增强,乳酸生成增多。

2.D-乳酸来源与代谢

人类缺乏 D-乳酸脱氢酶,仅能通过 D-α-羟酸脱氢酶生成丙酮酸(图 2-2)。由甲基乙二醛途径生成的 D-乳酸很少,仅 11～70 nmol/L,尿 D-乳酸 <0.1 μmol/h。但在某些情况下,肠道细菌可产生大量 D-乳酸,使血清 D-乳酸升高数百至数千倍。此外,外源性 D-乳酸或 L-乳酸可来源于发酵食品(如腌菜和酸奶等)。D-乳酸在组织中的转运依赖于质子-依赖性单羧酸盐转运体(MCT 1～8),表达 MCT 的组织很多,如视网膜、骨骼肌、肾脏、肝脏、脑组织、胎盘、血细胞、毛细血管内皮细胞、心肌细胞和肠黏膜细胞等。

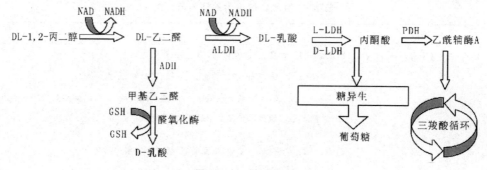

图 2-2 D-乳酸代谢

注:ADH,醇脱氢酶;ALDH,醛脱氢酶;GSH,还原型谷胱甘肽;PDH,丙酮酸脱氢酶;L-LDH,L-乳酸脱氢酶;D-LDH,D-乳酸脱氢酶

(二)肝/肾是利用和清除 L-乳酸的主要器官

正常情况下,肝脏可利用机体代谢过程中产生的乳酸为底物,通过糖异生合成葡萄糖,即所谓的 Cori 循环,或转变为糖原加以储存,少量乳酸经肾自尿液排出,机体乳酸的产生和利用之间保持平衡,血乳酸浓度相对恒定。若血乳酸明显升高,大大超过肝脏的处理能力,同时超过乳酸肾阈值(7.7 mmol/L),则可通过肾脏由尿中排泄,因此在肝肾功能不全时,易出现高乳酸血症,严重时可发生乳酸性酸中毒。

乳酸产生过多见于:①休克和左心功能不全等病理状态造成组织低灌流;②呼吸衰竭和严重贫血等导致动脉血氧合降低,组织缺氧;③某些与糖代谢有关的酶系(葡萄糖-6-磷酸脱氢酶、丙酮酸羧化酶和丙酮酸脱氢酶等)的先天性缺陷。乳酸清除减少主要见于肝肾功能不全。临床上,大多数的乳酸性酸中毒患者均不同程度地同时存在着乳酸生成过多及清除的障碍。

(三)缺氧/疾病/药物/中毒引起 *L*-乳酸性酸中毒

L-乳酸性酸中毒可分为组织缺氧型(A 类)和非组织缺氧型(B 类)两类。

1.组织缺氧型乳酸性酸中毒(A 类)

A 类常见于心力衰竭、心源性休克、窒息、一氧化碳中毒或脓毒败血症等,此时因缺氧导致了大量乳酸产生,远超过机体的清除能力,同时也可能伴有清除能力下降。T2DM 患者常并发心血管疾病,因此也可表现为此类。在各种休克的抢救过程中,常需使用较大剂量的儿茶酚胺类升压药。许多缩血管药物可恶化组织灌注,细胞缺血、缺氧更为严重。细胞内,尤其是线粒体的呼吸链缺氧可导致严重的高乳酸血症。有些患者的血乳酸升高不明显,但乳酸/丙酮酸或乳酸/酮体总量比值明显升高,这部分患者的死亡率史高。乳酸/丙酮酸比值升高及高乳酸血症持续的时间越长,多器官衰竭和死亡的概率也越高。

2.非组织缺氧型乳酸性酸中毒(B 类)

B 类即无明显低氧血症或循环血量不足。B 类又可分为 B-1、B-2 和 B-3 型。

(1)B-1 型:见于糖尿病、恶性肿瘤、肝功能衰竭、严重感染及肾衰竭等情况。

(2)B-2 型:多由于药物及毒物引起,主要见于双胍类口服降糖药、果糖、山梨醇、木糖醇、甲醇和乙二醇等的中毒。用反转录蛋白酶抑制剂治疗 HIV 感染时,常发生继发性脂肪营养不良(外周性脂肪萎缩伴中枢性肥胖)和肝损害,患者往往还并发乳酸性酸中毒(NRTI-LD 综合征)。长期使用抗反转录病毒治疗时,还可发生严重的多器官衰竭-乳酸性酸中毒综合征。有人用大剂量硫胺(维生素 B_1)治疗取得较好效果。

(3)B-3 型:由于先天性代谢疾病所致,常见于葡萄糖-6-磷酸酶缺陷(Ⅰ型糖原贮积症)、丙酮酸脱氢酸缺陷、丙酮酸羟化酶缺陷、果糖 1,6-二磷酸酶缺陷及线粒体呼吸链的氧化磷酸化障碍等情况。细胞的氧化磷酸化在线粒体呼吸链上进行。参与呼吸链氧化磷酸化的酶类很多,这些酶可因先天性缺陷或后天性病变及毒物中毒而发生功能障碍。这类疾病是线粒体病中的一种类型——线粒体呼吸链病(MRCD)。线粒体呼吸链病可为局限性(如仅发生于肝脏)或泛发性(肝、脑和肌肉细胞等)。局限于肝脏的线粒体呼吸链病的最优治疗是肝移植,但必须选择好肝移植的受体对象。

此外,无论是儿童或成年人的短肠综合征患者均易发生乳酸性酸中毒,其发生机制未明。

二、常见诱因和临床表现

糖尿病存在乳酸利用缺陷。当感染、糖尿病酮症酸中毒、高渗性高血糖状态或缺氧时容易造成乳酸堆积和乳酸性酸中毒。糖尿病患者易发生糖尿病乳酸性酸中毒是因为：①糖尿病患者常伴有丙酮酸氧化障碍及乳酸利用缺陷，平时即有血乳酸轻度升高，因此在存在乳酸性酸中毒诱因时，更易发生乳酸性酸中毒；②糖尿病性急性并发症如感染、脓毒血症、糖尿病酮症酸中毒（DKA）和非酮症高渗性糖尿病昏迷等时可造成乳酸堆积，因此乳酸性酸中毒可与糖尿病酮症酸中毒或非酮症高渗性糖尿病昏迷同时存在；③糖尿病患者可合并心、肝、肾脏疾病和/或并发心、肝、肾脏损害，可造成组织器官血液灌注不良和低氧血症；同时由于糖化血红蛋白增高，血红蛋白携氧能力下降，更易造成局部缺氧，这些均可引起乳酸生成增加。此外，肝脏及肾脏功能障碍又可影响乳酸的代谢、转化及排出，进而导致乳酸性酸中毒。

（一）双胍类药物诱发 L-乳酸性酸中毒

糖尿病患者常服用双胍类药物，因其能增强糖的无氧酵解，抑制肝脏和肌肉对乳酸的摄取，抑制糖异生作用，故有致乳酸性酸中毒的作用，特别是高龄，合并心、肺、肝和肾疾病的糖尿病患者长期、大剂量服用苯乙双胍（用量＞100 mg/d）时，易诱发乳酸性酸中毒，但在国内因苯乙双胍导致乳酸性酸中毒的报道较少，其原因可能与用量较小有关。二甲双胍仅使血乳酸轻度升高，多＜2 mmol/L，二甲双胍致乳酸性酸中毒的发生率与死亡率分别为 0.0～0.8/1 000 和 0.000～0.024/10 000.000，仅为苯乙双胍的 1/20，两者的差异可能与二甲双胍的半衰期（1.5 小时）较苯乙双胍明显缩短（12 小时）有关。有研究表明，与接受其他降糖药治疗的糖尿病患者相比，服用二甲双胍的患者的血乳酸水平和乳酸性酸中毒的发病率并无显著差异。Pongwecharak 等在泰国南部的 Hatyai 观察了门诊糖尿病患者的二甲双胍使用情况，有 80% 以上的患者存在该药的禁忌证（如慢性肝病、心力衰竭和慢性肾病），但并未增加乳酸性酸中毒的发生率，说明二甲双胍引起的乳酸性酸中毒并非常见。

鉴于苯乙双胍易诱发糖尿病乳酸性酸中毒，目前临床上已基本不用，而以二甲双胍代替。如用苯乙双胍，每天剂量最好≤75 mg。

糖尿病患者使用二甲双胍前，应首先评价肾功能，评价的方法如下：①如果血清肌酐高于 96.5 $\mu mol/L$，即列为二甲双胍的禁忌证；②因为肾功能正常者使用该药也可诱发高乳酸血症，ALT 和 BMI 是引起高乳酸血症的独立相关因素，ALT 和 BMI 越高，发生高乳酸血症的可能性越大，因此应同时考查 ALT 和 BMI 状况；③肾小球滤过率（GFR）60～90 mL/min 者可以使用二甲双胍，但应减量，并避免使用经肾排泄的其他药物。

(二)急性并发症诱发糖尿病乳酸性酸中毒

糖尿病伴有感染、各种休克、脓毒败血症、糖尿病酮症酸中毒和高渗性非酮症高血糖性昏迷综合征等急性并发症的糖尿病患者,常因微循环障碍、组织器官灌注不良、组织缺氧、乳酸生成增加和排泄减少而诱发糖尿病乳酸性酸中毒。糖尿病患者合并大血管和微血管慢性并发症,如心肌梗死、糖尿病肾病和脑血管意外,可造成或加重组织器官血液灌注不良,出现低氧血症及乳酸清除减少,导致乳酸性酸中毒。

此外,糖尿病合并严重肺气肿、肺心病、肺栓塞和白血病等也可引起组织缺氧,使血乳酸升高。或因酗酒、一氧化碳中毒、水杨酸、儿茶酚胺、硝普钠和乳糖过量诱发乳酸性酸中毒。二甲双胍中毒可因诱发顽固性L-乳酸性酸中毒而导致死亡。

(三)基础疾病等掩盖糖尿病乳酸性酸中毒

在临床上,糖尿病乳酸性酸中毒不如糖尿病酮症酸中毒常见,主要发生于长期或过量服用苯乙双胍(降糖灵)并伴有心、肝和肾疾病的老年糖尿病患者,在发病开始阶段,这些基础疾病的症状常掩盖了糖尿病乳酸性酸中毒的症状,以致难以确定。其临床症状和体征无特异性。一般发病较为迅速,主要表现为不同程度的代谢性酸中毒的临床特征,当血乳酸明显升高时,可对中枢神经、呼吸、消化和循环系统产生严重影响。

乏力、食欲降低、嗜睡、腹痛、头痛、血压下降、意识障碍、昏迷及休克是糖尿病乳酸性酸中毒的常见表现。轻度可仅有乏力、恶心、食欲降低、头昏、嗜睡和呼吸稍深快。中至重度可有腹痛、恶心、呕吐、头痛、头昏、疲劳加重、口唇发绀、无酮味的深大呼吸至潮式呼吸、血压下降、脱水表现、意识障碍、四肢反射减弱、肌张力下降、体温下降和瞳孔扩大,最后可导致昏迷及休克。值得注意的是糖尿病酮症酸中毒及高渗性非酮症高血糖性昏迷综合征的患者,尤其是老年患者也常同时并发乳酸性酸中毒,导致病情更加复杂和严重,治疗更加困难。糖尿病乳酸性酸中毒是糖尿病最严重的并发症之一,病死率高达 50%。血乳酸越高,病死率越高。血乳酸>9.0 mmol/L 者病死率高达 80%;血乳酸>15 mmol/L,罕有抢救成功的患者。在治疗过程中血乳酸持续升高不降者,其存活后的预后也差。

三、诊断和鉴别诊断

(一)根据血乳酸明显升高和代谢性酸中毒确立诊断

临床上糖尿病患者出现意识障碍和昏迷,并有服用苯乙双胍史及伴有肝肾功能不全和慢性缺氧性疾病者,而不能用糖尿病酮症酸中毒或高渗性非酮症高血糖性昏迷综合征解释者,应高度怀疑本病的可能性,尽快做血乳酸测定以确诊。

诊断糖尿病乳酸性酸中毒的要点如下。①糖尿病:患者已经诊断为糖尿病或本次的临床资料能确立糖尿病的诊断;②血乳酸明显升高:血乳酸≥5 mmol/L者可诊断为乳酸性酸中毒,血乳酸/丙酮酸≥30;血乳酸>2 mmol/L 但小于5 mmol/L者可诊断为高乳酸血症;③代谢性酸中毒:动脉血气 pH<7.35,血 HCO_3^-<10 mmol/L,阴离子隙>18 mmol/L;④排除糖尿病酮症酸中毒和尿毒症。因此,为了早期明确诊断,应进行如下检测。

1.必检项目

作为代谢性酸中毒的病因鉴别依据,血糖、血酮体、尿酮体和血渗透压为必检项目。糖尿病乳酸性酸中毒时,血糖多偏低或正常,血酮体及尿酮体一般正常,若患者进食少及反复呕吐时,也可略高;若与糖尿病酮症酸中毒并存时,则可明显升高。血浆渗透压正常或略高。血 Na^+ 和 K^+ 正常或稍高,血 Cl^- 正常。尿素氮和肌酐(Cr)常升高。血白细胞计数轻度增多。

2.阴离子隙和清蛋白校正的阴离子隙

应用碱缺乏(BD)和阴离子隙诊断乳酸性酸中毒不准确。阴离子隙的正常值为 10～12 mq/L,其预测乳酸性酸中毒的敏感性为 63%,特异性为 80%。在不能测定乳酸的情况下,清蛋白校正的阴离子隙(ACAG)预测乳酸性酸中毒有一定价值,其敏感性达 94.4%,但特异性不足 30%。阴离子隙=$Na^+-(Cl^-+HCO_3^-)$;计算的 ACAG(Figge 方程)=[4.4－测定的清蛋白(g/dL)]×2.5＋AG。清蛋白和乳酸校正的阴离子隙(ALCAG)=[4.4－测定的清蛋白(g/dL)]×0.25＋AG－[血乳酸(mmol/L)]。因此,阴离子隙和清蛋白校正的阴离子隙主要用于乳酸性酸中毒(尤其是 D-乳酸性酸中毒)的排除诊断。由于 AG、ACAG 和BD 预测乳酸性酸中毒的敏感性不高,尤其存在低蛋白血症时仅能作为诊断的参考依据,因此应该强调直接测定血清乳酸含量。

3.血乳酸测定

正常情况下,乳酸是体内葡萄糖无氧酵解的终产物。正常情况下,机体代谢过程中产生的乳酸可由肝脏代谢及肾脏排泄,血乳酸为 $0.5\sim1.6$ mmol/L($5\sim15$ mg/dL),$\leqslant1.8$ mmol/L。糖尿病乳酸性酸中毒时,血乳酸$\geqslant5$ mmol/L,严重时可高达 $20\sim40$ mmol/L,血乳酸/丙酮酸$\geqslant30$,血乳酸浓度显著升高是诊断糖尿病乳酸性酸中毒的决定因素。2 mmol/L<血乳酸<5 mmol/L,可认为是高乳酸血症。但是,通常用于检测 L-乳酸的方法不能测出 D-乳酸,因此,当血清乳酸值与临床表现不符时,应考虑 D-乳酸性酸中毒可能。

4.血气分析

动脉血气 pH<7.35,常在 7.0 以下,血 HCO_3^-<10 mmol/L,碱剩余(BE)为负值,缓冲碱(BB)降低,实际碳酸氢盐(AB)与标准碳酸氢盐(SB)均减少,阴离子间隙(AG)>18 mmol/L。

(二)糖尿病乳酸性酸中毒分类

如果乳酸性酸中毒的临床表现典型,阴离子隙和清蛋白校正的阴离子隙均明显升高,但血清乳酸不升高或仅轻度升高时,应想到 D-乳酸性酸中毒可能。胃肠手术(尤其是空场-回肠旁路术)后,容易发生D-乳酸性酸中毒(血清 D-乳酸$\geqslant3$ mmol/L)。由于手术切除了较多的肠段,摄入的碳水化合物不能被及时消化吸收,潴留在结肠。结肠的厌氧菌(主要是乳酸杆菌)将这些碳水化合物分解为右旋乳酸(D-乳酸)。D-乳酸具有神经毒性,可引起中毒性脑病。在肾功能正常情况下,中毒性脑病症状较轻,且具有一定自限性;但严重肾衰竭患者可能出现 D-乳酸性酸中毒。此外,血清 D-乳酸升高而未达到 3 mmol/L 的现象称为亚临床 D-乳酸性酸中毒,多见于严重的糖尿病肾病、缺血缺氧或创伤性休克。

(三)与其他疾病鉴别

1.糖尿病酮症酸中毒或糖尿病酮症酸中毒合并糖尿病乳酸性酸中毒

糖尿病酮症酸中毒患者有血糖控制不良病史,临床表现有明显脱水、呼气中可闻及酮味、血糖高、血酮明显升高及血乳酸<5 mmol/L,可资鉴别。另一方面,糖尿病酮症酸中毒合并糖尿病乳酸性酸中毒的情况并不少见,应引起高度重视。当糖尿病酮症酸中毒抢救后酮症已消失,而血 pH 仍低时要考虑糖尿病乳酸性酸中毒的合并存在。

2.高渗性高血糖状态或高渗性高血糖状态合并糖尿病乳酸性酸中毒

其多见于老年人,起病较慢,主要表现为严重的脱水及进行性的精神障碍,血糖、血钠及血渗透压明显升高,但血 pH 正常或偏低,血乳酸正常。同样应注意少数患者也可同时伴有糖尿病乳酸性酸中毒,如果在无酮血症时,碳酸氢盐

≤15 mmol/L,应该考虑到同时合并糖尿病乳酸性酸中毒的可能。

3.低血糖症

低血糖症也可有神志改变,但有过量应用降糖药和进食不及时等病史,出现饥饿感和出冷汗等交感神经兴奋症状,血糖≤2.8 mmol/L,补糖后症状好转,血乳酸不高,可资鉴别。

4.酒精性酮症酸中毒

有长期饮酒史,血阴离子间隙增大,动脉血 CO_2 分压降低而血酮和 β-羟丁酸/乙酰乙酸比值升高。酒精性糖尿病酮症酸中毒患者有长期饮酒史,血阴离子隙和血清渗透压隙增大,动脉血 CO_2 分压($PaCO_2$)降低而血酮和 β-羟丁酸/乙酰乙酸比值升高。有的患者伴有肝功能异常、乳酸性酸中毒、急性胰腺炎、Wernicke 脑病和心力衰竭。

四、预防及治疗

糖尿病乳酸性酸中毒是糖尿病急性并发症之一。其在临床中发病率较低,易误诊,但一旦发生,病情严重,预后差,死亡率高达 50%,因为这些患者多伴有肝肾功能不全、感染和休克等严重并发症,目前尚无满意的治疗方法,加强糖尿病的宣传教育,加强医师与患者间的联系,注重预防,早期发现,及时治疗。

为安全考虑,在临床中严格掌握双胍类药物的适应证和禁忌证,尽可能不用苯乙双胍。糖尿病患者若并发心、肝和肾功能不全,或在缺氧、过度饮酒和脱水时,应尽量避免使用双胍类药物。美国糖尿病学会已建议当血肌酐(Cr)>125 μmol/L时,应避免使用双胍类药物。使用双胍类药物时,应定期监测肝肾功能。

(一)去除糖尿病乳酸性酸中毒诱因并治疗原发病

目前仍缺乏统一的诊疗指南,其治疗很不规范,疗效差异大。在连续监测血乳酸,及时判断疗效的前提下,进行如下治疗。

1.诱因和原发病治疗

一旦考虑糖尿病乳酸性酸中毒,应立即停用双胍类等可导致乳酸性酸中毒的药物、保持气道通畅和给氧。对于由肺部疾病导致缺氧者,应针对原发病因及时处理,必要时作气管切开或机械通气,以保证充分氧合;如血压偏低、有脱水或休克,应补液扩容改善组织灌注,纠正休克,利尿排酸,补充生理盐水维持足够的心排血量与组织灌注,必要时可予血管活性药及行中心静脉压监护,但尽量避免使用肾上腺素或去甲肾上腺素等强烈收缩血管药物,以防进一步减少组织的灌注量。补液量应根据患者的脱水情况和心肺功能等情况来决定;如病因不明的严重乳酸性酸中毒患者,应着重先考虑有感染性休克的可能,及早行病原体培养,并根据经验,尽早选用抗生素治疗。

西柚子汁似乎可改善胰岛素抵抗,降低体重,但可能增加二甲双胍致乳酸性酸中毒的风险。

2.糖尿病酮症酸中毒和高渗性高血糖状态治疗

当糖尿病酮症酸中毒或高渗性高血糖状态患者合并高乳酸血症时,一般按糖尿病酮症酸中毒或高渗性高血糖状态的治疗即可,高乳酸血症将在治疗过程中自然消退;如果糖尿病酮症酸中毒或高渗性高血糖状态患者合并有严重的乳酸性酸中毒,则应该在治疗的同时更积极地处理原发病、改善循环、控制血糖和维持水电解质平衡,但补碱的原则仍与糖尿病酮症酸中毒相同,禁忌大量补充碱性溶液。

3.糖尿病治疗

控制血糖采用小剂量胰岛素治疗,以 0.1 U/(kg·h)速度持续静脉滴注,不但可降低血糖,而且能促进三羧酸循环,减少乳酸的产生并促进乳酸的利用,如血糖正常或偏低,则应同时予葡萄糖及胰岛素,根据血糖水平调整糖及胰岛素比例。监测血钾和血钙,视情况酌情补钾和补钙,以防低血钾和低血钙。

(二)纠正酸中毒并维持水电解质平衡

1.纠正酸中毒

目前对乳酸性酸中毒使用碱性药物仍有争议。一般认为过度的血液碱化可使氧离曲线左移,加重组织缺氧,而且可以使细胞内液和脑脊液进一步酸化和诱发脑水肿,并无确切证据表明静脉应用碳酸氢钠可降低死亡率,故补碱不宜过多和过快。当 pH<7.2 和 HCO_3^- <10.05 mmol/L 时,患者肺脏能维持有效的通气量以排出蓄积的二氧化碳,以及肾功能足以避免水钠潴留,应及时补充 5%碳酸氢钠 100～200 mL(5～10 g),用生理盐水稀释到 1.25%的浓度。酸中毒严重者(血 pH<7.0,HCO_3^-<5 mmol/L)可重复使用,直到血 pH>7.2,则停止补碱。24 小时可用碳酸氢钠 4.0～170.0 g。如补碱过程中血钠升高,可予呋塞米,同时也将有助于乳酸及药物的排泄。若心功能不全或不能大量补钠,可选择使用三羟甲基氨基甲烷(THAM),应注意不可漏出血管。二氯乙酸盐(DCA)可通过增加氧摄取,激动丙酮酸脱氢酶复合物,促进乳酸氧化,降低血乳酸,缓解酸中毒症状,对多种原因引起的乳酸性酸中毒有较好的疗效,日剂量在 100～1 500 mg/kg,短期应用无不良反应。

2.透析疗法

透析疗法多用于伴肾功能不全或严重心力衰竭及血钠较高的危重患者,应使用不含乳酸钠的透析液,可清除药物,加快乳酸的排泄,可采用血液透析或腹膜透析。

3.支持和对症处理

积极改善心功能、护肝、保护肾功能及加强营养和护理等综合治疗。

第三节 糖尿病周围神经病变

糖尿病周围神经病变,属糖尿病神经病变范畴,其典型表现为肢体麻木、疼痛,并可伴有四肢冷凉、皮肤蚁行感,晚期患者肢体肌肉可发生萎缩,导致功能失用。糖尿病神经病变与糖尿病肾病、眼病,被人们习惯上称为"三联病症",而糖尿病周围神经病变则是糖尿病神经病变中最为常见的,发病率为 30%～90%。

糖尿病周围神经病变相关论述,早在《黄帝内经》时代,《素问·通评虚实论》就曾把消瘅与痿、厥、扑击、偏枯等并称,《古今录验方》更明确指出肾消病"但腿肿脚先瘦小",这些皆为糖尿病周围神经病变的有关记载。但纵观古今所论,本症当属于消渴病继发麻木、痿证、厥证等病证,现代临床可根据其主症诊断其为"消渴病·麻木""消渴病·痿证""消渴病·厥证",有学者统称之为"消渴病痹痿",以其普遍存在血脉痹阻的病机,有学者认为当属"血痹"。

一、病因病机

(一)现代医学对糖尿病周围神经病变发病机制的认识

1.代谢异常

(1)山梨醇——肌醇代谢异常:周围神经组织山梨醇、果糖堆积,肌醇含量和 Na^+-K^+-ATP 酶活性降低,轴流运输及轴突生长障碍,神经传导速度减慢,高血糖竞争性地抑制一种特异性的钠依赖载体(此载体可调控肌醇运输系统),使细胞摄取肌醇减少,Na^+-K^+-ATP 酶功能缺损又可使上述钠依赖载体活性下降,进一步减少肌醇摄取,形成恶性循环。另外,依赖 Na^+ 梯度的其他生命活动也发生障碍,Na^+-K^+-ATP 酶活性降低,引起许多生化和生理学异常,这些异常影响所有底物和代谢产物通过细胞膜。后期代谢和电解质不平衡最终导致周围神经结构改变,发生临床糖尿病神经病变。施万细胞与有髓鞘及无髓鞘的神经轴突有密切的解剖学关系,它促使髓磷脂合成,可以对郎飞氏结的质量供应还有作用,因此雪旺氏细胞的损害会导致脱髓鞘,减慢神经的传导速度和轴索毁坏。

(2)脂质代谢障碍:脂肪酸合成途径的第一阶段是辅酶 A 的乙酰化,乙酰化必需醋硫激酶,其酶的活性在糖尿病时是低下的,约降低 30%,而在雪旺氏细胞内积存着过量的脂质,反映了雪旺氏细胞内脂质代谢异常,也是引起神经损害的因素。

2.血管障碍学说

糖尿病患者的微血管病变几乎可发生于所有的脏器,微血管病变与血糖控制水平相关,提示血糖控制不良是糖尿病神经病变发生的病理基础,而微血管病变则可能是糖尿病神经病变恶化的重要原因。Wolfman 等强调血管硬化为糖尿病神经障碍的原因,在这些患者中毛细血管基膜增多,动脉硬化,细动脉硬化,毛细血管基膜增多伴缺血性因素存在。这些病变可引起毛细血管的通透性异常和某些物质中渗漏至血管周围(正常情况下,完整的血管-神经障碍可防止这种渗漏)。渗漏的物质中,毒性化学物质进入神经内膜间隙,使神经元和神经膜细胞与毒性化学物质的接触,损害了后者的结构与功能的完整性,导致脱髓鞘与神经元终止,Gasser 指出由于缺血可能出现蚁走感觉等。

3.蛋白非酶糖基化

节段性脱髓鞘的严重程度和范围与高血糖的水平和持续时间相关,持续的高血糖状态可引起蛋白质普遍糖基化,神经髓鞘蛋白及其所致异常交联,可能影响微管依赖性神经结构与功能。如细胞支架作用,轴流转运和神经递质的分泌,从而参与糖尿病神经病变。

4.免疫因素

Brownlee 等观察到:糖尿病患者周围神经髓鞘蛋白结合的 IgG 和 IgM 分别为非糖尿病患者的 4 倍及 14 倍,血浆蛋白长期不断地蓄积于血管壁,可以逐渐使轿管闭塞而加重神经损害。

5.维生素缺乏学说

有学者总结外国专家研究结果:认为糖尿病神经病变的多发性神经炎,有类似维生素 B_1 缺乏时的表现,从血中维生素 B_1 浓度低,尿中维生素 B_1 排泄量少等,有时也考虑维生素 B_1 代谢障碍为其原因,有学者认为维生素 B_1 缺乏的人易患糖尿病。

6.静脉血气变化

糖尿病周围神经病变患者中 2,3-二磷酸甘油酸降低,是背静脉血氧分压及氧饱和度增高,二氧化碳下降。其机制可能为糖尿病周围神经病变患者常伴随自主神经损害,当支配末梢组织微循环的高感神经受损害和/或功能异常,可导致血管钙缩功能失调,加之微血栓形成,微循环瘀血或动脉硬化,均可使动静脉短路,而引起上述结果。动静脉短路可使末梢组织与血液间的物质交换减少,组织摄氧减少;导致血氧亲和力增高,红细胞向血组织释氧减少;引起血流动力学异常,引起神经疼痛,水肿和骨关节病。组织缺氧和红细胞释氧异常可致组织慢性缺氧,促成或加重大小血管损害,使周围神经病变进一步恶化。

另外,糖尿病合并末梢神经炎者血清硼和锰水平较无合并末梢神经炎者显著增高。而锰能抑制神经末梢的突触释放神经介质,并可抑制 ATP 酶,而 ATP 酶能直接参与突触中儿茶酚胺的贮存和释放,这些酶的改变可能妨碍组织的代谢,引起神经组织的变性及突触介质功能紊乱,以此推断锰的升高与糖尿病末梢神经炎有一定的关系。硼酸所参与儿茶酚胺及肾上腺素结合,并阻止其氧化过程。

综上所述,糖尿病周围神经病变发病,与糖尿病患者代谢异常、微血管障碍、神经髓鞘蛋白非酶性糖基化、免疫因素、B 族维生素缺乏、静脉血气变化,微量元素变化(如锰水平增高)等多方面有关。目前比较受重视的发病机制有两种观点:一种认为与多元醇代谢的激活和糖尿病神经病变的发生和发展有密切关系。由于长期血糖升高,激活了多元醇代谢途径,使细胞内山梨醇增多,抑制了肌醇摄取,导致 Na^+-K^+-ATP 酶活性下降、神经细胞水肿、坏死、神经纤维脱髓鞘、轴索变性及神经传导速度减慢。另一种认为,高血糖可引起神经周围滋养血管的管壁狭窄,基膜增厚,血管内皮细胞肿胀导致循环障碍。另外糖尿病患者的血液呈高黏状态及血小板高聚集,易形成血栓,这些变化引起神经内膜缺血缺氧而影响神经功能。至于糖尿病周围神经病变的病理改变,则主要表现在神经组织和神经滋养血管两方面,神经组织病变特征是节段性脱髓鞘、雪旺氏细胞损害及不同程度的轴突变性,髓鞘再生,可形成葱皮分层样结构。

(二)中医学对糖尿病周围神经病变病因病机的认识

中医学认为,糖尿病周围神经病变的发病机制与消渴病日久,内热伤阴耗气,阴虚、气虚、气阴两虚甚至阴阳俱虚,气虚帅血无力血瘀,阴虚脉络不荣血瘀,阳虚温通无力血瘀,或加以气滞、痰湿、湿热阻痹血瘀,经络痹阻,气血不能濡养四肢,阳气不能布达四末所致。而且也常常与消渴病日久,损伤肝肾,肝肾亏虚,筋骨失养有关。络脉痹阻是糖尿病周围神经病变的典型病变。临床所见该病也常有表现为风寒湿邪气留滞,阻痹经脉气血,加重糖尿病周围神经病变的症状,或气血不能布达于四肢,导致经脉拘挛者。另外,中医学有"久病入络"之说,糖尿病日久,在正虚的基础上,痰湿瘀血等病理产物聚集于肢体络脉,导致气血不能达于四末,也是糖尿病周围神经病变发生的重要机制。

二、诊断与鉴别诊断

(一)诊断

参照《糖尿病临床指南》,糖尿病周围神经病变的诊断要点有3点:明确的糖尿病病史,具备周围神经病变的症状与体征,肌电图神经传导速度检查等有阳性发现,可以除外其他引起周围神经病变的原因。

至于糖尿病周围神经病变的具体表现,有两种情况比较多见。其中,远端原发性感觉神经病变是糖尿病周围神经病变最常见的类型,症状以感觉障碍为主,多从下肢开始,由足趾向上发展,上肢累及较晚。短袜及手套形分布的感觉障碍为典型表现。而对称性运动神经病变,症状以下肢远端对称性无力为常见,相当于消渴病继发痿证,与远端原发性感觉神经病变表现不同。

关于糖尿病周围神经病变的临床分期,有学者曾提出以下意见。①早期可以症状不明显,肢体麻木,疼痛范围较局限,一般不影响工作和生活能力,肌电图检查感觉和运动速度可稍减慢。②中期则会表现为典型的肢体麻木、疼痛症状,疼痛可为闪电痛、刺痛、烧灼痛,并可伴有四肢冷凉、皮肤蚁行感、袜套感,但肌肉一般无萎缩,工作生活能力常受到影响,神经传导速度检查常提示神经元受损。③晚期患者上下肢均可出现麻木、疼痛等症状,肌肉可发生萎缩,以致肢体废用,丧失工作和生活能力,神经传导速度常提示神经元严重受损,肌电图也提示有明显异常。

为了为临床治疗和随访提供定量判断的依据,国外学者更提出 Toronto 临床评分系统,可以参考。该系统分症状分、反射分、感觉试验分三项。①症状分:足部疼痛、发麻、针刺感、无力、共济失调、上肢症状,出现一项记1分,无症状为0分。②反射分:膝反射、踝反射,出现一侧反射消失记2分,减退1分,正常0分,最高分4分。③感觉实验分,每出现一次异常记1分,无异常0分。经临床评分,患者得分越高,提示神经功能损害越严重。总分最高19分。

至于其相关的理化检查,则包括电生理检查、振颤量阈值测定、皮肤温度感觉测定等。①电生理检查:采用肌电图测定糖尿病患者运动和感觉神经传导速度可早期检出或周围神经病变,运动和感觉神经传导速度减慢是糖尿病周围神经病变的早期特征,下肢较上肢、远端较近端更为明显。②振颤量阈值测定:振颤量阈值的测定通常采用 C128 音叉,用被检查的特定部位感到振动的阈值与检查者手所感觉的余振时间的差值来判定,由于不太准确,所以最好用电气 C128 音叉变更振幅的半定量方法测定。振颤觉异常不是单一神经障碍,而是混合性障碍,可敏锐地反映代谢异常引起的血糖值的变化,对于血糖控制较神经传导速度有良好的相关性。当血糖控制两周,血糖值可见大幅度降低。③皮肤温度感觉测定:可以检测患者皮肤对寒热温度的感知能力,也有利于判断周围神经病变是否存在。

(二)鉴别诊断

糖尿病周围神经病变首先应与糖尿病周围血管病变鉴别。两者皆可表现为肢体麻木、冷凉、疼痛等,但糖尿病周围神经病变可见肢体麻木、疼痛症状,疼痛多为闪电痛、刺痛、烧灼痛,并可伴有四肢冷凉、皮肤蚁行感、袜套感,晚期肌肉可发生萎缩,以致肢体废用,丧失工作和生活能力,神经传导速度常提示神经元受损,肌电图提示异常。而糖尿病周围血管病变典型表现为间歇性跛行,疼痛症状较为突出,可表现为夜间静息痛,抬高肢体加重,下垂肢体减轻,伴有肢端皮肤颜色改变,桡动脉或足背动脉搏动微弱,甚或无脉,血管彩色多普勒检查、下肢血流图检查等血管外科检查,提示动脉粥样硬化斑块形成,血管狭窄,血流量不足则可以确诊。另外,糖尿病脑血管病变也可表现为肢体麻木,甚至肢体冷凉、疼痛、肌肉萎缩,但糖尿病脑血管病变多表现为单侧肢体麻木,脑 CT 检查和经颅彩色多普勒检查有利于确诊。

三、治疗

(一)基础治疗

(1)合理安排饮食,保持营养均衡和全面,适当运动,培养良好的生活方式。

(2)其他:体育疗法,家庭按摩等,属无创性治疗,不会增加体表感染的机会,值得提倡。存在感觉障碍者,应避免参加有潜在受伤危险的各种活动和劳作,指甲不要剪得过短,洗脚水不要过烫,要选择宽松舒适、通气性能好的鞋袜,时刻注意各种不易察觉的损伤,以免诱发下肢溃疡、感染以致坏疽。

(二)现代医学治疗

1.控制血糖

国外有大量研究提示血糖控制不佳是疼痛性 DPN 的主要病因。S.O.Oyibo

等以 24 小时持续血糖监测系统分别对疼痛性及无痛性 DPN 患者的血糖水平进行追踪监测,发现血糖水平波动可作用于损伤的传入纤维,加重疼痛症状,维持血糖稳定对该病有利。糖尿病控制和并发症研究所研究表明严格控制血糖能减少 60% 的 DPN 发病率。

2.止痛药物研究进展

(1)抗抑郁药:Goodnick PJ 研究发现 DPN 引起疼痛可能与去甲肾上腺素及血清素(5-羟色胺)水平有关,TCAs 可抑制突触对去甲肾上腺素及血清素重摄取,提高痛阈值,对电击样或针刺样痛疗效较佳,其中以丙咪嗪疗效最佳。新型抗抑郁药文拉法新有一定疗效,且无 TCAs 的产生心理依赖和升高空腹血糖的不良反应。新药安非拉酮属于氨基酮类抗抑郁药,是一种神经元去甲肾上腺素再吸收抑制剂和弱多巴胺再吸收抑制剂。Semenchuk MR 等对 41 名患者进行的随机双盲交叉试验中显示 150~300 mg/d 的安非拉酮可有效缓解疼痛,其疗效优于安慰剂组,且不良反应小。

(2)抗癫痫药:苯妥英钠与卡马西平疗效欠佳,不良反应明显,临床使用受限。Miroslav Backonja 等证实新一代制剂加巴喷丁在成人剂量 1 800~3 600 mg/d时对糖尿病神经性疼痛及其他原因引起的神经痛均有效,可缓解灼痛、掣痛和感觉过敏,其疗效与抗抑郁药阿米替林相当,且不良反应少。但 Brian Hemstreet 等则认为加巴喷丁作为临床一线药物,目前研究依据尚不足。Cheung H 等发现新药拉莫三嗪可通过阻断电压敏感性钠离子通道稳定细胞膜和抑制突触前谷氨酸盐释放。Eisenberg E 等在一次针对 59 名糖尿病性神经痛患者进行的随机双盲对照的试验中证实,每天 200 mg、300 mg 和 400 mg 剂量组的疗效均较安慰剂理想,耐受性也佳。

(3)非甾体抗炎药:非甾体抗炎药可抑制前列腺素合成,部分药物尚可抑制醛糖还原酶活性,对浅表性疼痛效佳。Cohen KL 等报道布洛芬 600 mg 每天 1 次和舒林酸 200 mg 每天 2 次可有效缓解 DPN 疼痛。但非甾体抗炎药具有肾毒性,对于糖尿病患者,尤其合并肾脏损伤者,尽量避免使用。

(4)辣椒辣素:为红辣椒提取物,Hautkappe 等在其文献综述中指出辣椒辣素可使皮肤对有害理化物质刺激脱敏及耗竭 P 物质及其他神经递质,对典型的 C 纤维性疼痛如灼痛、刺痛和感觉迟钝等有效,可局部止痛持续数天,且无任何毒副作用,可广泛应用于糖尿病、类风湿关节炎、肿瘤和手术所致的疼痛,还有一定的抗炎作用。但研究普遍缺乏"烧灼样安慰剂"对照,从而影响临床疗效的评价。

(5)钠通道阻滞剂：Stracke H 及 Oskarsson P 等有报告利多卡因及美西律对糖尿病性疼痛有效，起始剂量为 150 mg/d，最大剂量 600～900 mg/d。但使用时须严密监测心电图，不宜长期服用。

(6)阿片类药物：曲马朵是由人工合成的非麻醉类止痛药，作用于中枢。Harati Y 等通过临床随机对照试验证实，该药对糖尿病性疼痛疗效可维持半年，但恶心、呕吐等不良反应明显，不宜长期使用。

3.针对发病机制的治疗

(1)醛糖还原酶抑制剂：Yagihashi S 等的动物实验提示醛糖还原酶抑制剂可降低神经组织内山梨醇的含量，使神经内膜血流恢复正常，加快神经传导速度。该类药的临床研究在欧美国家已开展近 30 年，但因试验设计不合理，或入围患者选择不当，致使其疗效无法得到肯定，至今在欧美国家还未获准临床使用。但近年来在日本，由 Hotta N 等进行的多中心安慰剂对照双盲平行试验表明醛糖还原酶抑制剂类药 Fidarestat 可改善糖尿病患者自发性疼痛和感觉倒错等症状。但该结果还须进一步证实。

(2)抗氧化剂：自由基介导的氧化应激反应是糖尿病神经血管损伤的主要原因，动物实验证明 α-硫辛酸能有效预防 DPN 引起的神经血管异常，使已降低的神经传导速度、神经血流量和谷胱甘肽水平恢复正常，并可减少体外神经组织的脂质过氧化。Ziegler 等通过 α-硫辛酸治疗糖尿病神经病变研究对 328 名 DPN 患者随机分成 3 个剂量的治疗组和一个对照组，给予 α-硫辛酸和安慰剂持续静脉滴注 3 周，结果显示剂量在 600 mg/d 时治疗有效而安全。据 Ruhnau KJ 等报道连续口服该药三周同样有效。

(3)改善神经营养障碍：①神经营养因子。神经营养因子包括神经生长因子、神经营养因子-3、胰岛素生长因子等。近年研究发现神经营养因子缺乏与 DPN 的发病有关，补充外源性神经营养因子可减轻神经损害。人类重组神经生长因子是唯一的已用于临床试验治疗 DPN 的神经营养因子。有学者实验数据显示神经生长因子水平降低可导致与疼痛和热感觉有关的小纤维功能受损。有学者以动物实验证实人类重组神经生长因子虽不能改善感觉神经传导速度和运动神经传导速度，但可保护和改善 C 型神经纤维的功能。Apfel SC 等通过 II 期临床观察 250 名 DPN 患者在接受人类重组神经生长因子治疗6 个月后，冷、热、痛觉均有改善，而其他只有改善趋势，证实了人类重组神经生长因子可选择性改善小纤维感觉功能。该研究同时表明人类重组神经生长因子对交感性糖尿病性多发性神经病患者也安全有效。因此神经生长因子将有可能成为治疗 DPN 的一线用药。②弥可保(甲钴酰胺)。弥可保是维生素 B_{12} 的衍生物,参与核酸、蛋白质和脂质的代谢,在合成轴突的结构蛋白中起重要作用,也参与修复损伤的神经纤维,增加神经传导速度。有学者以弥可保治疗 57 名 DPN 患者,先肌内注射后改为口服,结果疼痛改善率超过 90%;运动神经传导速度和感觉神经传导速度也较治疗前明显改善($P<0.05$),提示该药治疗疼痛性 DPN 安全有效,采用序贯疗法效果更佳。有学者研究证实高同型半胱氨酸水平为糖尿病微血管病变的危险因素,叶酸、维生素 B_6、维生素 B_{12} 参与高同型半胱氨酸的代谢过程,补充叶酸、维生素 B_6、维生素 B_{12} 可起到干预作用。

(三)中药治疗

1.气虚血瘀,经脉痹阻

(1)临床表现:倦怠乏力,肢体无力,麻木,疼痛,四肢不温,气短懒言,动则汗出,或口干不欲多饮,食少便溏,或大便努责不下、小便清长,舌淡苔白,脉细缓或细弱。

(2)治法:益气活血,通阳开痹。

(3)方药:补阳还五汤等方化裁。

(4)典型处方:生黄芪30 g,当归12 g,桃仁12 g,红花9 g,赤芍、白芍各25 g,川牛膝、怀牛膝各15 g,木瓜15 g,丹参15 g,鬼箭羽15 g,桂枝6 g,黄连6 g,水蛭12 g,土元9 g,地龙15 g。每天1剂,水煎服。

(5)临床应用:糖尿病周围神经病变患者气虚血瘀证甚为常见,补阳还五汤有益气活血、通络开痹之功,可谓对证良方。以血得热则行,得寒则凝,故用桂枝,以糖尿病阴虚内热病机贯穿病程始终,又佐黄连等。以肢体络脉瘀阻不通,所以当用水蛭、土元、地龙等通络搜风之品。同时可配合丹参注射液、川芎嗪注射液静脉滴注,或服用蚓激酶等。如更兼气郁,可以四逆散方化裁;如兼湿热下注,可以四妙散化裁;肢体沉重、痰湿阻滞者,可用二陈汤化裁;肢体抽挛疼痛,或伸屈不利,可用祝老四藤一仙汤(络石藤、忍冬藤、鸡血藤、钩藤、威灵仙等),重用藤类药物舒筋活络;腰膝酸痛,下肢无力,可用吕仁和教授脊瓜汤(狗脊、木瓜等)加味,兼补肝肾,强筋壮骨。

2.气阴两虚,经脉痹阻

(1)临床表现:倦怠乏力,肢体无力,麻木、疼痛、蚁行感,或灼热疼痛,口干咽燥、多饮多尿,便干尿赤,五心烦热,舌黯红,苔薄白,脉细弱或细数。

(2)治法:益气养阴,活血开痹。

(3)方药:生脉散、至阴稀莶汤、顾步汤等方化裁。

（4）典型处方：生黄芪 30 g，沙参 15 g，石斛 15 g，玄参 25 g，玉竹 15 g，豨莶草 15 g，当归12 g，川芎 12 g，炮穿山甲 12 g、赤芍、白芍各 25 g，川牛膝、怀牛膝各 15 g、木瓜 15 g，桃仁12 g，红花 9 g，丹参 15 g，鬼箭羽 15 g，桂枝 6 g，忍冬藤 25 g，黄连 6 g，生甘草 6 g，水蛭 12 g，地龙15 g。每天 1 剂，水煎服。

（5）临床应用：糖尿病周围神经病变，气阴两虚血瘀者，也非常多见，治以益气养阴、活血通络，用至阴豨莶汤、顾步汤等方化裁，观察有效。兼湿热下注者，可取法四妙丸意，或加入土茯苓、萆薢、苍术、白术、生薏苡仁等祛湿之品。同时也可配合脉络宁注射液、生脉注射液静脉滴注。兼有胃肠结热，大便数天不行者，可配合调胃承气汤，或加用大黄、枳实、炒莱菔子等通腑泄热。气血亏虚，头晕心悸，爪甲色淡者，可用当归补血汤加党参、鸡血藤、熟地黄等补气养血。

3.阴虚血少，经脉痹阻

（1）临床表现：口干咽燥、头晕耳鸣、腰膝酸软无力，手足麻木，灼热疼痛，五心烦热，皮肤蚁行感，灼热感，舌黯红，苔薄黄，或少苔，脉弦细数或沉细数。

（2）治法：滋阴和营，活血开痹。

（3）方药：归芍地黄汤、杞菊地黄汤、补肝汤、芍药甘草汤等方化裁。

（4）典型处方：生地黄 30 g，沙参 15 g，石斛 15 g，桃仁 12 g，红花 9 g，赤芍、白芍各 25 g，川牛膝、怀牛膝各 15 g，木瓜 15 g，玄参 25 g，丹参 15 g，鬼箭羽15 g，忍冬藤 25 g，黄连 6 g，当归 12 g，鳖甲 12 g，炮穿山甲 9 g，土鳖虫 9 g，甘草 6 g。每天 1 剂，水煎服。

（5）临床应用：糖尿病周围神经病变有时也可表现为阴虚血少证。常兼有胃肠结热和肝经郁热证候，兼胃肠结热者，加大黄、天花粉等清泄结热，兼肝经郁热，口苦咽干，目眩者，加柴胡、黄芩等清解郁热。常可随方加入忍冬藤、红藤等，清热兼可舒筋通络。临床上也可配合脉络宁注射液、清开灵注射液静脉滴注。肢体灼热疼痛，干燥者，更可配用黄柏 15 g，红藤 30 g，大黄 30 g，芒硝 15 g，甘草 10 g，红花 15 g，水煎适当温度下外洗。继发肢体皮肤丹毒，红肿灼热者，可用黄连粉、大黄粉、三七粉，局部湿敷。

4.阴阳俱虚，经脉痹阻

（1）临床表现：神疲乏力，四肢冷痛，腰膝乏力，肢体麻木疼痛，甚至肌肉萎缩，不任步履，头晕健忘，共济失调，口干咽燥，多饮尿频，大便不调，舌体胖大有齿痕苔黄，或舌黯红苔白水滑，脉沉细无力。

（2）治法：滋阴助阳，活血开痹。

（3）方药：地黄饮子、壮骨丸、金匮肾气丸等方化裁。

(4)典型处方:生黄芪 30 g,生地黄、熟地黄各 12 g,山茱萸 12 g,鹿角片 12 g,淫羊藿 10 g,丹参 15 g,鬼箭羽 15 g,桃仁 12 g,红花 9 g,赤芍、白芍各 25 g,狗脊 15 g,川牛膝、怀牛膝各 15 g,木瓜 15 g,桂枝 6 g,黄连 6 g,薏苡仁 25 g,生甘草 9 g。每天 1 剂,水煎服。

(5)临床应用:阴阳俱虚者,不仅存在气虚血瘀,阳虚寒凝也致血瘀,所以治法当重视通阳,应适当选用温通之品。但糖尿病毕竟是以内热伤阴为基本病机,所以不能过用温燥。今用地黄饮子、壮骨丸、肾气丸等化裁,重用黄芪补气活血,鹿角片补肾助阳,生地黄、熟地黄、山茱萸滋阴补肾,阴中求阳、阳中求阴之意。随方加入丹参、鬼箭羽、桃仁、红花等活血化瘀,桂枝通阳活血,黄连坚阴清热,互用互制,取中和之旨。临床上还可随方适当加用虫类搜剔药物。更兼风寒湿三气杂至者,则仿三痹汤、独活寄生汤,祛风、除湿、散寒,可选用羌活、独活、防风、防己、薏苡仁、桂枝、川乌、麻黄、乌梢蛇、白花蛇、千年健、寻骨风、海桐皮、海风藤、络石藤、青风藤等味药。

(四)其他治疗

1.中成药

木丹颗粒(糖末宁),每次 7 g,每天 3 次,饭后服用。该药作为国家食品和药品监督管理局批准的糖尿病周围神经病变治疗用药,主要适用于糖尿病周围神经病变中医辨证为气虚络阻证,临床表现为四肢麻木,或四肢疼痛,倦怠乏力、神疲懒言、自汗、肌肤甲错、面色晦黯,舌体胖大,舌质黯,或有瘀斑,或舌下青筋紫黯怒张,舌苔薄白,脉弦涩或细涩者。

2.中药外治

(1)千里健步散变通方:适合于糖尿病周围神经病变肢体冷凉、疼痛甚者。可用制川乌、制草乌、追地风、透骨草、苏木、红花、炙乳香、炙没药等,水煎适当温度下外洗,皮肤甲错、干燥者,更可加芒硝,同煎外洗,有润燥功用。

(2)忍冬苏木散:适合于糖尿病周围神经病变肢体麻木、疼痛,有灼热感,或冷凉不突出者。可用忍冬藤、黄柏、蒲公英、透骨草、追地风、苏木、桃仁、红花等,水煎适当温度下外洗,皮肤湿痒或流水糜烂者,加地肤子、白鲜皮、苦参、枯矾、五倍子等,枯矾可以收湿。

3.针灸治疗

足三里、阳陵泉、丰隆、胰俞、肾俞、脾俞、三阴交等,平补平泻。或用当归注射液,足三里,穴位注射。

第三章

下丘脑-垂体疾病

第一节 腺垂体功能减退症

腺垂体功能减退症指由不同病因引起腺垂体全部或大部分受损,导致一种或多种腺垂体激素分泌不足或绝对缺乏所致的临床综合征。腺垂体功能减退症是临床上较常见的内分泌疾病,其病因和临床表现多种多样。发生在成年人的腺垂体功能减退症又称为西蒙病。妇女因产后大出血引起腺垂体缺血性坏死所致的腺垂体功能减退症由英国医师 Sheehan 在 1953 最先报道,称为希恩综合征,其临床表现最为典型。严重的病例可在某些诱因促发下,或因治疗不当而诱发垂体危象。该病发病年龄以 21~40 岁最为多见,也可发生于儿童期。本节主要介绍成人腺垂体功能减退症。

一、病因与发病机制

腺垂体功能减退症是一种多病因的疾病。按照发病部位不同,一般将由腺垂体本身病变引起者称为原发性,由下丘脑、中枢神经系统病变及垂体门脉系统受损等导致的各种释放激素分泌不足引起者称为继发性。常见的病因为垂体瘤及产后垂体缺血性坏死。在发达国家,希恩综合征发生率较低,仅占垂体功能低下患者的 5%。在发展中国家,过去希恩综合征较为多见,近年来由于医疗水平的提高,在城市中该病因所引起者已减少,但在农村和偏远地区仍非少见。目前,垂体瘤是造成腺垂体功能减退症的最常见病因,约占该病的 50%。

(一)垂体、下丘脑等附近肿瘤

体积较大的腺瘤常压迫正常垂体组织,或压迫到垂体柄而妨碍垂体正常组织的血液供应,或影响下丘脑释放或抑制激素的分泌而造成腺垂体功能减退。

如巨大的垂体瘤、颅咽管瘤、脑膜瘤、松果体瘤,以及下丘脑、视交叉附近的胶质瘤和错构瘤等。转移癌、白血病、淋巴瘤和组织细胞增多症引起的本症少见。部分患者的垂体肿瘤切除后,其腺垂体功能减退症状可以恢复,但如病程较长,正常垂体组织已发生不可逆变化,则不可恢复。由垂体肿瘤发生急性出血导致垂体卒中而引起的功能减退也不少见。成人最常见者为垂体腺瘤,其造成的腺垂体功能减退症常同时伴有肿瘤分泌的激素水平升高及其相应靶腺器官功能亢进的表现。

(二)产后腺垂体萎缩及坏死

产后腺垂体萎缩及坏死常由于与分娩相关的产后大出血(胎盘滞留、前置胎盘)、产褥感染、羊水栓塞或感染性休克等病因所引起,垂体血管痉挛或发生弥散性血管内凝血(DIC),继而垂体门脉系统缺血而导致垂体坏死。病变发生的病理基础目前认为仍然与妊娠时的生理改变相关。在妊娠时,雌激素刺激垂体分泌催乳素增加,垂体明显增生肥大,较孕前增长 2~3 倍。增生肥大的垂体受蝶鞍骨性限制,在急性缺血肿胀时极易损伤,加以垂体门脉血管无交叉重叠,缺血时不易建立侧支循环,因此当发生分娩大出血,供应垂体前叶及垂体柄的动脉发生痉挛而闭塞,使垂体门脉系统缺血而导致垂体坏死萎缩。另一种观点认为,垂体坏死的发生与 DIC 有关,子痫、羊水栓塞、胎盘早期剥离和产褥热等都可以引起弥散性血管内凝血。由于神经垂体的血流供应不依赖门脉系统,故产后出血所引起者一般不伴有神经垂体坏死。腺垂体缺血性坏死也可发生于有血管病变的糖尿病或妊娠期糖尿病患者,其他血管病变如结缔组织病、镰形细胞性贫血、颞动脉炎、海绵窦栓塞、颈动脉瘤等亦可引起本病。

(三)手术、创伤或放射性损伤

严重颅脑外伤可直接损伤到垂体组织或造成垂体柄断裂,引起腺垂体功能减退,可同时累及神经垂体而并发尿崩症。手术切除,如垂体瘤术后等发生的急性垂体前叶功能减退往往由于垂体或垂体柄损伤所致。垂体瘤放疗或鼻咽癌等颅底及颈部放疗后均可引起本症。在放疗若干年后,部分患者可出现垂体功能减退。文献报道垂体手术加放疗 5 年内垂体功能减退的发生率高达 67.55%。本病也可见于电离辐射 10 年后,可能由门脉血管炎所致。近年来随着显微外科、立体定向外科技术的发展,放疗中垂体正常组织受损的机会明显降低,从而垂体功能减退症的发生率及严重性也有明显改善。

(四)感染和浸润性疾病

各种病毒性、结核性、化脓性脑膜炎、脑膜脑炎、流行性出血热、病毒、真菌和梅毒等均可直接破坏腺垂体或影响下丘脑,引起下丘脑-垂体损伤而导致功能减退。结节病、组织细胞增多症、嗜酸性肉芽肿病、白血病、血色病及各种脂质累积病,甚至转移性肿瘤(较常见的有乳癌和肺癌)侵犯到下丘脑和脑垂体前叶也可引起腺垂体功能减退。

(五)自身免疫病

自 1962 年首次报道淋巴细胞性垂体炎以来,已有近百例此类病例,好发于女性,男女比例约为 1∶7,多发生于妊娠期或产后,是一种自身免疫病,也可伴有其他内分泌腺体的自身免疫性损伤(如甲状腺炎、肾上腺炎、卵巢炎、睾丸炎、萎缩性胃炎和淋巴细胞性甲状旁腺炎等)。病变垂体有大量淋巴细胞和浆细胞浸润,偶见淋巴滤泡形成,初有垂体肿大,继而纤维化和萎缩等。其临床表现类似垂体肿瘤。

(六)遗传性(先天性)腺垂体功能减退

临床报道较罕见,主要有两种。一种是由于调节垂体发育的基因突变或缺失导致垂体先天性发育不良。在腺垂体的胚胎发育中,由于同源框转录因子突变导致一种或多种垂体分泌的激素异常。PIT1 基因显性突变引起生长激素(GH)、催乳素(PRL)和促甲状腺激素(TSH)缺乏,POUF1 的突变可致严重的腺垂体功能减退。另一种是由于先天性下丘脑、垂体或其附近的脑组织畸形累及垂体所致,其特点是有新生儿低血糖,出生时矮小,鞍鼻,外生殖器小,伴多种垂体前叶激素缺失,完全性 GH 缺如,可伴视神经发育不全,下丘脑垂体发育异常等。

(七)特发性腺垂体功能减退症

确切病因尚不明确,可能是由于某种自身免疫现象引起,有些患者具有遗传背景。发病多与营养、心理、精神和环境因素有关。

(八)其他

一些血管病变亦可累及垂体前叶,如广泛性动脉硬化,糖尿病性血管病变可引起垂体缺血坏死,颞动脉炎、海绵窦血栓常导致垂体缺血,引起垂体梗死。

二、临床表现

本病的临床症状可分为与病因有关的表现和腺垂体功能减退的表现。本病患者如未获得及时诊断和治疗,发展至后期容易在各种诱因的促发下发生垂体危象。

(一)与病因有关的临床表现

因原发疾病不同临床表现多变。希恩综合征病例有难产而产后大出血、休克或其他感染等并发症。产后患者极度虚弱,无乳汁分泌,可有低血糖症状,产后全身状态恢复差,无月经来潮。

垂体内或其附近肿瘤引起者可出现压迫症状,症状随被压迫的组织功能损伤情况而定。最常见为头痛和视神经交叉受压引起的视野缺损。X线示蝶鞍扩大,床突被侵蚀与钙化点等病变,有时可出现颅内压增高的症状。病变累及下丘脑时可出现下丘脑综合征,如厌食或多食、睡眠节律改变、体温异常等。垂体瘤或垂体柄受损,门脉阻断时,由于多巴胺作用减弱,PRL分泌增多,女性呈乳溢、闭经与不育,男性诉阳痿。

其他由手术、感染和创伤等引起者各有其相关病史及表现。

(二)腺垂体功能减退的表现

腺垂体功能减退的临床表现取决于患者的发病年龄、性别、腺垂体组织的毁坏程度、各种垂体激素减退的速度及相应靶腺萎缩的程度。一般认为,腺垂体组织毁坏50%以下时,可无任何临床表现;破坏75%时,症状明显;达95%以上时,则出现完全性、持续性严重的腺垂体功能减退表现。但上述关系并非绝对。

腺垂体激素分泌不足的表现大多是逐步出现,催乳素(PRL)和生长激素(GH)是最易累及的激素,其次为促性腺激素(LH和FSH)及促甲状腺激素(TSH)。促肾上腺皮质激素(ACTH)缺乏较少见。以希恩综合征为例,最早是PRL分泌不足而出现产后无乳、乳房萎缩,以及GH分泌不足出现乏力、低血糖。这是因为PRL和GH不经过靶腺,而是直接作用于器官组织的缘故。继之,LH和FSH分泌不足,出现闭经、不育、性欲减退、乳房及生殖器官萎缩等。最后,往往于若干年后才出现TSH和ACTH的分泌不足的症状。ACTH明显不足时可危及生命,而促性腺激素不足不易引起人们的注意。因此,相当一部分轻症患者仅表现为疲乏无力、体力衰退、胃纳减退、月经少和产后无乳等不易引人注意的症状,若干年后因应激诱发危象而就诊。

1.促性腺激素和催乳素分泌不足综合征

女性患者产后无乳、乳腺萎缩、长期闭经与不育为本症的特征。毛发常脱落,尤以腋毛、阴毛为明显,眉毛稀少或脱落。女性生殖器萎缩,宫体缩小,会阴部和阴部黏膜萎缩,常伴阴道炎。男性胡须稀少,伴阳痿,睾丸松软缩小,体力衰弱,易于疲乏,精神不振等症状。性欲减退或消失,如发生在青春期前可有第二性征发育不全。雌激素不足还会导致骨质疏松,并增加冠状动脉疾病的危险性。雄激素不足使肌肉萎缩、无力。

2.促甲状腺激素分泌不足综合征

促甲状腺激素分泌不足综合征属继发性甲状腺功能减退,临床表现常较原发性甲状腺功能减退症轻,患者常诉畏寒、乏力、皮肤干燥而粗糙、苍黄、弹性差、少光泽和少汗等,但出现典型的黏液性水肿者较少。较重病例可有食欲减退、便秘、反应迟钝、表情淡漠和记忆力减退等。部分患者可出现精神异常,表现为幻觉、妄想、木僵或躁狂,严重者可发生精神分裂症等。

3.促肾上腺皮质激素分泌不足综合征

促肾上腺皮质激素分泌不足主要影响糖皮质激素,表现为继发性皮质醇分泌不足,而盐皮质激素醛固酮所受影响较小。早期或轻症患者的症状往往不明显。患者常见症状有极度疲乏、体力衰弱。有时,食欲缺乏、恶心、呕吐、体重减轻、脉搏细弱、血压低和体质孱弱。患者的机体免疫力、防御和监护系统功能较差,故易发生感染。重症病例有低血糖症发作,对外源性胰岛素的敏感性增加。肤色变浅,面容及乳晕等处苍白,这是由于促肾上腺皮质激素-促脂素(ACTH-βLPH)中黑色素细胞刺激素(MSH)分泌减少所致,与原发性肾上腺皮质功能减退症的皮肤色素沉着迥然不同。

4.生长激素(GH)不足综合征

本病患者生长激素缺乏在儿童可引起生长障碍,表现为矮小症。但是成人生长激素不足,由于没有特征性临床表现,过去一直未受到应有的重视。垂体腺瘤及其手术和放射治疗,以及其他原因所导致垂体功能减退,生长激素是最易累及的激素,许多患者甚至在垂体其他激素分泌减少不是很明显时,实际上已伴有垂体 GH 的缺乏。生长激素不足表现为身体组分的改变,包括肌肉组织异常减少,肌肉张力和运动能力常常减弱,以及腹部脂肪组织增加,引起腰围/臀围比率增加;骨密度尤其是小梁骨减少;血总胆固醇、低密度脂蛋白胆固醇水平升高;心理和行为异常;同时可使成年人纤溶酶原活性抑制剂(PAI-1)的活性增加和血纤维蛋白原升高,从而增加动脉血栓形成的概率。患者心血管疾病的发生率增高,寿命缩短。

(三)垂体危象的表现

腺垂体功能减退危象多发生在较严重的病例。由于机体对各种刺激的应激能力下降,各种应激,如感染、劳累、腹泻、呕吐、失水、饥饿、受寒、停药、创伤、手术、麻醉及服用镇静安眠类药物、降血糖药物等常可诱发垂体危象及昏迷。

临床上可分以下几种类型。①低血糖性昏迷:最常见,在糖皮质激素和生长激素同时缺乏的患者更易发生。其原因可能是自发性的,即由于进食过少引起,或由于胰岛素所诱发。②感染性昏迷:患者由于机体抵抗力低下,易于发生感染,且感染后易于发生休克、昏迷。体温可高达 40 ℃以上,脉搏往往不相应地增加,血压降低。③低体温性昏迷:此类危象常发生于冬季,起病缓慢,逐渐进入昏迷,体温很低,可在 26~30 ℃。④水中毒性昏迷:由于患者缺乏皮质醇,利尿功能减退,常因摄入水过多发生,细胞外液呈低渗状态,引起细胞内水分过多,细胞代谢和功能发生障碍。患者表现为淡漠、嗜睡、恶心、呕吐、精神紊乱和抽搐,最后陷入昏迷。⑤低钠性昏迷:因胃肠紊乱、手术、感染等所致钠丢失而机体无法代偿,患者可出现周围循环衰竭、昏迷等。⑥镇静、麻醉药物性昏迷:患者对镇静、麻醉剂甚为敏感,一般常用剂量即可使患者陷入昏睡,甚至昏迷。⑦垂体卒中性昏迷:由垂体肿瘤急性出血所致,起病急,患者突发严重头痛、颈项强直、眩晕和呕吐,很快陷入昏迷。临床上往往呈混合型,表现为精神失常、谵妄、高热或低温、恶心、呕吐、低血糖症状、低体温、低血压、昏厥、昏迷和惊厥等一系列症状。

三、实验室检查

下丘脑、垂体与靶腺激素测定有助于了解内分泌功能,兴奋试验进一步明确相应靶腺激素的储备及反应性,可帮助判断病变部位在下丘脑或垂体。

(一)下丘脑-垂体-性腺轴功能检查

女性需测定血促卵泡激素(FSH)、黄体生成激素(LH)及雌二醇(E_2);男性测定血 FSH、LH 和睾酮(T)。由于 FSH 和 LH 都是脉冲式分泌的,所以单次测定并不能反映垂体的功能状态。临床上性腺功能低下的患者,如女性检测其 E_2 水平低下,男性 T 水平降低,但 FSH 和 LH 水平在正常范围或偏低,则提示垂体储备能力降低。黄体生成激素释放激素(LHRH)兴奋试验有助于定位诊断,方法为静脉注射 LHRH 100~200 μg 后于 0 分钟、30 分钟、45 分钟和 60 分钟分别抽血测 FSH、LH,在 30~45 分钟时出现分泌高峰为正常。如反应较弱或高峰延迟出现提示病变位于下丘脑,如对 LHRH 无反应,则提示病变部位在腺垂体。

(二)下丘脑-垂体-甲状腺轴功能检查

激素测定包括 TSH、T_3、T_4、FT_3 和 FT_4,此病由于是垂体 TSH 减少引起 T_3、T_4、FT_3、FT_4 水平低下,可与原发性甲状腺功能减退相区别,后者 TSH 增高。疑为下丘脑病变所致时,需做促甲状腺释放激素(TRH)兴奋试验进行鉴别。

(三)下丘脑-垂体-肾上腺皮质轴功能检查

24 小时尿游离皮质醇及血皮质醇均低于正常时,血 ACTH 仍在正常范围或降低。24 小时尿游离皮质醇测定优于单次血清皮质醇测定。CRH 兴奋试验有助于判断病变部位,静脉注射 CRH 1 $\mu g/kg$ 后,垂体分泌 ACTH 功能正常者,15 分钟 ACTH 可达高峰,ACTH 分泌功能减退患者则反应减退或无反应。

(四)生长激素测定

80％以上的腺垂体功能减退患者 GH 储备降低。由于正常人 GH 的分泌呈脉冲式,有昼夜节律,且受年龄、饥饿和运动等因素的影响,故一次性测定血清 GH 水平并不能反映 GH 的储备能力。血清 IGF-1 浓度亦是反映生长激素水平的有价值指标。胰岛素、精氨酸、L-多巴等兴奋试验有助于评估垂体的储备能力。为确诊有无成人生长激素缺乏,应行 2 项 GH 兴奋试验,其中胰岛素低血糖试验虽最为可靠,但需谨慎进行,尤其对于严重腺垂体功能减退症患者、60 岁以上且存在心脑血管潜在疾病的患者不宜采用。进一步行生长激素释放激素(GHRH)兴奋试验有助于明确病变部位。

(五)催乳素测定

垂体组织破坏性病变时血清催乳素水平降低,而下丘脑疾病由于丧失多巴胺对 PRL 的抑制,催乳素很少降低,反而是升高的,因而催乳素的测定往往对病变的定位有帮助。TRH 及甲氧氯普胺兴奋试验可判断垂体分泌催乳素储备能力。

此外,本病患者生化检查常可发现低血糖,血钠、血氯常偏低,血钾大多正常。血常规检查多呈正常细胞正常色素型贫血,少数患者为巨幼红细胞型,一般为 300 万～400 万/mm³,白细胞总数偏低,分类计数中淋巴细胞及嗜酸粒细胞常偏高。

四、影像学检查

高分辨率 CT 或 MRI(必要时进行增强)是首选方法。蝶鞍的头颅 X 射线和视野测定提示有无肿瘤存在。无高分辨率 CT 或 MRI 时,可采用蝶鞍多分层摄片。怀疑鞍旁血管异常或血管瘤时可行脑血管造影。

五、诊断与鉴别诊断

本病诊断包括病因确定和对内分泌功能状态的评价,主要根据临床表现结合实验室功能检测和影像学检查,但须与以下疾病鉴别。

(一)神经性厌食

神经性厌食好发于年轻女性,表现为厌食、对体形观念异常、消瘦、乏力和畏寒,常伴有抑郁、固执,并出现性功能减退,闭经或月经稀少,第二性征发育差,乳腺萎缩,阴毛、腋毛稀少等症状。实验室检查除性腺功能减退(促性腺激素和性激素下降)较明显外,其余的垂体功能基本正常。

(二)多靶腺功能减退

患者由于多个垂体激素的靶腺出现功能低下易与本症混淆。如 Schimdt 综合征患者,常有皮肤色素加深及黏液性水肿。但本症患者往往皮肤苍白,黏液性水肿罕见。实验室检查可发现垂体激素水平升高,有助于鉴别。

此外,本病在临床上还需注意与原发性甲状腺功能减退症、慢性肾上腺皮质功能减退症及一些慢性消耗性疾病相鉴别。本病误诊的原因往往是只注意到本病的某一较突出的症状,而忽略了对整体病情的全面考虑。尤其部分患者因应激发生垂体危象昏迷而首次就诊,易误诊为脑血管意外、脑膜炎和心源性疾病等。当临床上遇到原因不明的昏迷患者,应考虑到腺垂体功能减退的可能,进行详细的病史询问和全面的体检。

六、治疗

首先积极行病因治疗,如颅内肿瘤,可行手术切除或放射治疗,因感染引起者,选用有效安全的抗生素治疗。防治产后大出血及产褥热等均可防止本病的发生。近年来,在积极推广妇幼卫生和围产期保健的基础上,发病率已显著下降。垂体瘤手术、放疗中也须注意预防此症。

(一)营养及护理

患者以高热量、高蛋白质及富含维生素的膳食为宜,饮食中适量注意钠、钾和氯的补充。尽量预防感染、劳累等应激刺激。若严重贫血,则可给予输血,加强支持治疗。

(二)激素替代治疗

本病一经诊断,需马上开始进行激素替代治疗。理论上以选择腺垂体激素最为合理,但此类激素属肽类,不易补充,且价格昂贵,长期应用易产生相应抗体而失效,故目前本病仍以靶腺激素替代治疗为主。根据检查结果,在了解患者肾上腺皮质、甲状腺和性腺激素水平减退情况的基础上,选择相应的激素替代治疗。由于替代激素的药代动力学与自身分泌的激素特性之间存在差异，以及各种病因的病理生理情况不同，要求替代激素的选择和给药方法必须个体化。临床上多为混合型，因此大多应用多种靶腺激素生理性剂量联合替代治疗。

1.补充糖皮质激素

糖皮质激素是需要首先补充的激素，尤其应优先于甲状腺激素，以免诱发肾上腺危象。首选氢化可的松，也可选用可的松、泼尼松等（需经肝脏转化为氢化可的松）。剂量应个体化，一般所需剂量为氢化可的松每天 12.5～37.5 mg，或泼尼松每天 2.5～7.5 mg，服用方法应模仿生理分泌的时间，以每天上午 8 时服全天量 2/3，下午 14 时服 1/3 较为合理。应注意，剂量需随病情而调节，当有感染、创伤等应激时，应加大剂量。根据应激刺激的大小，临时增加剂量，轻度应激（如感冒、轻度外伤等）原口服剂量加倍；中度应激（如中等手术、较重创伤等）增用氢化可的松100 mg/d，静脉滴注，分 2～3 次给药；重度应激（大手术、严重感染和重度外伤等）增用氢化可的松 200～400 mg/d，静脉滴注，分 3～4 次给药。应激消除后在数天内逐渐递减至平时剂量。

在皮质激素替代治疗过程中，需要定期监测患者的体质指数、腰围、血压、血糖、血电解质及血脂水平，警惕皮质激素过量引起代谢紊乱。疗效的判定主要根据临床表现评估。测定血浆 ACTH、皮质醇和尿游离皮质醇对疗效评估无意义。

2.补充甲状腺激素

该激素的补充须从小剂量开始，逐渐增加剂量，以免起始剂量过大而加重肾上腺皮质负担，诱发危象。可用干甲状腺片，从每天 10～20 mg 开始，数周内逐渐增加到 60～120 mg，分次口服。如用左甲状腺素（LT_4），开始每天 25 μg，每 1～2 周增加 25 μg 直至每天用量 75～100 μg。对老年、心脏功能欠佳者，如初始应用大量甲状腺激素，可诱发心绞痛。对同时伴有肾上腺皮质功能减退者，应用甲状腺激素宜慎重，最好同时补充小量糖皮质激素及甲状腺激素。应强调的是，本病与原发性甲状腺功能减退治疗有所不同，应先补充肾上腺皮质激素，然后再用甲状腺激素或两种药物同时使用，这对于低体温的患者尤为重要。若单用甲状腺激素，可加重肾上腺皮质功能不全，甚至诱发垂体危象。当遇有严寒或病情加重时，应适当增加甲状腺激素用量，但同时也要相应调整皮质激素用量，以免导致肾上腺皮质功能不全。监测血清 FT_3、FT_4 水平来调节剂量，使 FT_4 水平在正常值范围的上半部分，TSH 水平对继发性甲状腺功能减退判断替代治疗剂量是否合适没有帮助。

3.补充性激素

育龄期妇女可采用人工月经周期治疗,己烯雌酚 0.5～1.0 mg 或炔雌醇每天口服 0.02～0.05 mg,连续服用 25 天,在最后 5 天(21～25 天),同时每天加用甲羟孕酮(甲羟孕酮)4～8 mg 口服,或每天加黄体酮 10 mg 肌内注射,共 5 天。停药 1 周。在停用黄体酮后,患者可出现撤退性子宫出血。现亦有多种固定配方的雌孕激素制剂便于患者使用。雌孕激素周期使用可维持第二性征和性功能。如患者有生育要求,可用人绝经期促性素(HMG)或绒毛膜促性素(HCG)以促进生育。如下丘脑疾病引起者还可用 LHRH(以微泵做脉冲式给药),以促进排卵。男性患者可用雄性激素补充,有益于促进第二性征发育,改善性欲,增强体力。常用十一酸睾酮胶囊(如安特尔)口服,通常起始剂量每天 120～160 mg,连续服用 2～3 周,然后服用维持剂量,每天 40～120 mg,应根据个体反应适当调整剂量。亦有针剂十一酸睾酮注射液(如思特珑),每月 1 次,肌内注射 250 mg。

4.补充生长激素

补充生长激素过去一直未受到应有的重视,近十余年来,对于腺垂体功能减退症患者进行生长激素治疗有相当多的文献报道。1996 年,美国食品药品监督管理局已正式批准基因重组人生长激素(rHGH)用于治疗成人生长激素缺乏症(AGHD)。但至今 GH 替代治疗剂量尚无统一的标准,具有高度个体化的特点。rHGH 能提高患者的生活质量、显著改善骨密度及降低心血管疾病的危险,但是否会导致肿瘤的复发及恶性肿瘤的发生,目前尚存争议。

(三)病因治疗

病因治疗包括垂体瘤手术切除或放疗等。

(四)垂体危象处理

去除诱因,适当加强营养,注意保暖,避免应激刺激,纠正水和电解质紊乱。对于可疑病例慎用或禁用巴比妥类安眠药、氯丙嗪等中枢神经抑制药、吗啡等麻醉剂,尽可能限制胰岛素和口服降糖药的使用。

1.补液

周围循环衰竭患者需及时补充生理盐水,对于低血糖患者需快速静脉注射 50% 葡萄糖溶液 40～60 mL,继以 10% 葡萄糖生理盐水静脉滴注。液体中加入氧化可的松,每天 100～200 mg,或用地塞米松注射液做静脉或肌内注射,亦可加入液体内滴入。

2.低温或高热

低温者须注意保暖,可用热水浴疗法,或用电热毯等使患者体温逐渐回升至

35 ℃以上,并给予小剂量甲状腺激素(需注意与糖皮质激素同用)。高热者用物理降温,并及时去除诱因,药物降温需慎用。

3.水中毒

水中毒可口服泼尼松 10～25 mg,或可的松 50～100 mg,或氢化可的松 40～80 mg,每 6 小时 1 次。不能口服者可补充氢化可的松 50～200 mg(或地塞米松 1～5 mg),缓慢静脉注射。

七、预后

极重症患者可因产后大出血休克或重度感染而死亡;轻症患者可带病生活数十年,但体质虚弱,体力明显下降,由于表现不明显,易延误诊断。经确诊并予以适当治疗者可维持较好的生活质量。

第二节 侏 儒 症

一、垂体性侏儒症

垂体性侏儒症是指在青春期生长发育以前,因下丘脑-垂体功能缺陷,生长激素释放激素(GHRH)-生长激素(GH)-生长介素(SM)任一环节分泌缺乏或生物效应不足所致的生长发育障碍,又称 GH 缺乏症(GHD)。按病因可分为特发性和继发性两类;按病变部位可分为垂体性和下丘脑性两种;按受累激素的多少可分为单一性 GH 缺乏和伴垂体其他激素缺乏症的不同类型。

(一)病因及发病机制

1.特发性

特发性占 60%～70%,男性多见,原因不明,可分为单一性 GH 缺乏和伴垂体其他激素缺乏症的不同类型。

2.继发性

继发于下丘脑-垂体及其附近肿瘤、感染、创伤和手术等。使下丘脑-腺垂体或垂体门脉系统中断,GHRH 不能到达腺垂体,致 GH 释放减少。儿童期长期大剂量应用肾上腺皮质激素也可引起。

(二)临床表现

1.生长迟缓

大多数患儿出生时身高、体重正常,1~2岁后生长节律逐渐变慢,与同龄正常人平均身高的差距随年龄增长而越来越明显。至成年时低于130 cm。骨龄延迟2年以上,身体比例似儿童,即上半身长于下半身。垂体性矮小者的智力与年龄相符,学习成绩与同龄者无差别。垂体性矮小症者的身材矮小,匀称协调,至成人后仍保持儿童外貌和矮小体型,皮肤较细腻而干燥,有皱纹,皮下脂肪丰满,身高不到130 cm。

2.骨骼发育不全

长骨短小,骨化中心发育迟缓,骨龄相当于身高年龄,比年龄晚4年以上。骨骼延迟融合,常至30岁仍不融合,有的患者甚至终身不融合。

3.性器官不发育

至青春期后仍无第二性征出现,男性生殖器小似幼儿,睾丸小而软,常伴有隐睾;女性有原发性闭经,乳房不发育,臀部不发达,无女性体型,无腋毛及阴毛,外阴幼稚,子宫小。

4.特殊面容

面容幼稚,皮下脂肪丰富,成年后呈特征性"老小孩"模样。

5.智力

智力与年龄相等,虽然身材短小,性器官发育不良,但智力发育正常,学习成绩与同龄同学相仿。但久病后可有少数患者出现抑郁、反应迟钝和长期血糖偏低,可使智力减退。

6.垂体病变表现

特发性患者无垂体压迫症状表现,如是肿瘤引起,可有垂体、垂体周围组织或下丘脑受压的临床表现,如头痛、视力下降或视野缺损、尿崩、嗜睡、肥胖及垂体功能低下等表现。

(三)实验室检查

1.一般常规检查

其主要包括血常规、尿常规及相关生化检查,以了解全身基本情况。注意有无血吸虫病和肠寄生虫病。由于GH分泌呈脉冲式,峰值与谷值相差较大,故不能仅靠基础GH值来诊断本病。一般可根据需要和重点怀疑的病因选择必要的检查,如T_3、T_4、FT_3、FT_4、TSH、ACTH、皮质醇、LH、FSH、PRL、睾酮和雌二醇等。

2.糖代谢紊乱

在口服糖耐量试验(OGTT)中,不少患者在服糖后 2～3 小时血糖偏低。部分患者可表现为糖耐量减退。OGTT 示糖尿病样曲线,血浆胰岛素分泌反应较正常差。用 GH 治疗后,糖耐量改善,胰岛素分泌增加。

3.垂体功能检查

对垂体性矮小症的诊断,常须做 GH 兴奋试验,如胰岛素低血糖试验、精氨酸兴奋试验、左旋多巴试验和可乐定试验等,一般选择两项。精氨酸和精氨酸与 GHRH 序贯联合试验。血清 IGF-1、IGFBP-3 测定对本病诊断亦有一定帮助。

(1)胰岛素低血糖-GH 刺激试验。①原理:低血糖刺激脑内葡萄糖受体,激活单胺类神经元通过 α 受体促进 GHRH 分泌,同时抑制 SS 分泌。②方法:普通胰岛素 0.1 U/kg 体重加入 2 mL 生理盐水中 1 次静脉注射。采血测 GH 的同时测血糖,血糖低于 2.78 mmol/L 或比注射前血糖值降低 50% 以上为有效刺激。试验前试验后 30、60 和 90 分钟采血测 GH、血糖。③结果判断:刺激后 GH 峰值 10 μg/L 以上时为正常反应,<5 μg/L 为反应低下。

(2)左旋多巴-GH 刺激试验。①原理:左旋多巴通过刺激 GHRH 促进 GH 的分泌;②方法:患者餐后服左旋多巴制剂 500 mg,体重 15～30 kg 者服 250 mg;服药前及服药后 30、60、90 和 120 分钟分别采血测 GH 值;③结果判断:正常人 60～120 分钟时 GH≥7 μg/L,垂体性矮小者无反应。于口服左旋多巴前 20 分钟内上下楼梯 20 次左右可提高试验的反应性,称运动-左旋多巴试验。

4.其他检查

特发性侏儒症垂体可缩小,或垂体不发育;肿瘤引起者可有蝶鞍扩大、鞍上钙化;骨化中心发育迟缓,骨龄幼稚,一般延迟 4 年以上,有 TSH 和 GnH 缺乏者至 30 岁骨骺仍不融合。

(四)诊断依据

垂体性矮小症主要依据其临床特点和血清 GH 明显降低作出诊断,必要时可进行 GH 兴奋试验,如血清 GH 仍无明显升高(<7 μg/L)则符合本病的诊断。在临床上,本病须与其他疾病相鉴别。

1.全身性疾病所致的矮小症

患者在儿童时期患有心、肝、肾、胃和肠等慢性疾病或各种慢性感染,如结核病、血吸虫病和钩虫病等都可因生长发育障碍而致身材矮小。

2.呆小症(克汀病)

甲减发病于胎儿或新生儿,可引起患者的生长发育障碍。患儿除身材矮小外,常伴甲减表现及智力低下。

3.Turner 综合征

Turner 综合征为性染色体异常所致的女性分化异常,其性染色体核型常为45,XO。除身材矮小外,伴有生殖器官发育不全,原发性闭经,亦可伴有颈蹼、肘外翻、盾形胸等畸形,患者血清 GH 正常。

4.青春期延迟

生长发育较同龄儿童延迟,常到 16~17 岁以后才开始第二性征发育,智力正常,无内分泌系统或慢性疾病依据。一旦开始发育,骨骼生长迅速,性成熟良好,最终身高可达正常人标准。

5.Laron 矮小症

患者的血清 GH 免疫活性测定正常或升高,但 IGF-1 低下(由于 GH 受体缺陷)。先天性 IGF-1 抵抗患者的血清 GH 基础值及兴奋试验均为正常反应。

(五)治疗

肿瘤引起者或有明显病因者应进行病因治疗。特发性病因不明者应进行内分泌治疗。垂体性侏儒症的治疗目的是使患儿尽量达到正常身高。

1.GH 治疗

对 GHD 最理想的治疗是用 GH 替代治疗。早期应用可使生长发育恢复正常。身高及体重增加,使骨纵向生长,但骨龄及性征不变。rhGH 治疗剂量多按临床经验决定。近年来用药剂量已至每周 0.5~0.7 U/kg 体重。增加剂量会提高生长反应。多数医师认为,每天给药疗效优于每周注射治疗,间歇治疗(治疗6 个月停药 3~6 个月)效果不如连续治疗好。临睡前注射使血中 GH 浓度如正常入睡后升高,采用夜晚注射具有更佳的效果。

2.GHRH 治疗

目前认为,GHRH 治疗仅应用于 GH 分泌障碍较轻的下丘脑性 GHD 患儿,但其剂量、用药途径,包括鼻吸用药及注射频率尚未确定,严重的 GHD 儿童仍用 rhGH 治疗。

3.性激素

多年来临床试用合成类固醇来促进患儿的生长,常用人工合成的蛋白同化苯丙酸诺龙,对蛋白质合成有强大的促进作用,能促进骨的纵向生长,对性征和骨骼融合影响小。一般 14 岁开始治疗,剂量为每月 1.0~1.5 mg/kg 体重,每 1~

2周肌内注射1次,连用3个月后停用3个月,共用1~3年。女性患者剂量不宜过大。治疗2年后生长减慢,并最终因骨骺融合而停止生长,开始治疗时一般1年可增高10 cm左右。

4.绒促性素(HCG)

在接近发育年龄后开始应用,每周2次,每次500~1 000 U,以后可增至1 500~2 000 U,连用2~3个月为1个疗程,停药3个月后再开始第二疗程,可用4~6个疗程,对性腺及第二性征有促进作用。多与雄性激素交替使用。

5.甲状腺素

对于伴有甲状腺功能低下者应用甲状腺片,在补足GH的同时,补充小量的甲状腺片,有促进生长和骨骺融合的作用,剂量从每天15 mg开始,1周后加量至30~60 mg维持,并长期应用。

6.其他

部分GHD患者可有多发性垂体激素缺乏。GH治疗可使潜在的下丘脑性甲减病情加重。若患儿对GH反应不理想,或血清T_4水平降至正常值以下,应及时补充甲状腺素。确有肾上腺皮质功能减退者应长期补充可的松。必要时,可给小剂量的促性腺激素或性激素以诱发青春发育。近年来,又研制了可口服或鼻内吸入的GHRH制剂,它们的促GH分泌作用是特异的,不激活垂体的腺苷环化酶,不抑制GH的分泌。但其效果有待进一步观察。

二、特殊类型侏儒症

(一)原基因性侏儒症

原基因性侏儒症属遗传性疾病,可能由隐性基因遗传。患儿在出生时即有体重轻、瘦小,酷似早产儿,出生后生长缓慢,比同龄儿童小,全身成比例的矮小,骨龄、骨骼比例、外貌、智力和性发育与年龄大致相一致。成年以后呈特征性的"缩小成人"。各内分泌腺功能、激素水平正常。个别患者可能有"鸟头"等其他畸形。

(二)家族性侏儒症

本病身材矮小,骨骼比例、骨龄、智力、牙龄成熟和性发育等与年龄一致,内分泌功能正常,家族中有类似患者。

(三)体质性矮小症

本病患者的身高和性发育比正常儿童略晚2~3年,而有的同正常人无区别,为矮小的成年人,一旦青春期发动,身高、体格发育及性发育迅速加快,最终一切同正常人,仅在家族中有类似生长发育延迟的家族史。

第三节 空泡蝶鞍综合征

一、病因和发病率

空泡蝶鞍综合征(ESS)是指由于蛛网膜下腔突入鞍内,并被脑脊液填充,致使蝶鞍重建和体积扩大,使垂体扁平的一种解剖学变异。

由于鞍膈先天性闭锁不全所致的原发性空泡蝶鞍综合征是常见的解剖变异,尸检发现,其发生率5%~23%,是蝶鞍扩大最常见的原因。空泡蝶鞍也常见于垂体切除术或垂体部位放疗之后,产后垂体梗死也可出现空蝶鞍。另外垂体PRL瘤和GH瘤可发生亚临床出血后梗死,牵拉鞍上脑池,使之嵌入到鞍内。因此,任何导致空泡蝶鞍的情况均不能除外同时存在垂体肿瘤的可能。

二、临床表现

(一)症状和体征

患者多为中年肥胖女性,许多患者有高血压和良性颅内压增高。约有48%患者有头痛,常因此而行颅脑X射线检查,但头痛并不一定就是空泡蝶鞍所致。严重的临床表现很少见。罕有自发性脑脊液鼻漏和视野缺损。

(二)实验室检查

垂体前叶功能试验指标几乎都是正常的,但部分患者可伴有高催乳素血症。宜进行内分泌激素的测定以除外垂体前叶功能减退症或激素分泌过多性垂体微腺瘤。

三、诊断

空泡蝶鞍综合征的诊断很容易由 MRI 得以确诊。MRI 显示出鞍膈疝及鞍窝内有脑脊液征象。

四、治疗

空泡蝶鞍综合征的治疗主要根据临床表现,无任何症状的成年患者不必治疗,但需严密观察和随访,儿童患者必须定期追踪内分泌功能改变和视野变化。一旦发现有脑脊液鼻漏、视力障碍、颅内压增高者应立即进行手术。一般手术方式可采用经额进入途径,或采用经蝶进入途径的空鞍包裹术。目前还可采用鼻腔镜手术治疗。经手术治疗,多数病例临床症状均有不同程度改善,空泡蝶鞍合并垂体肿瘤可先经蝶手术切除肿瘤再修补空泡蝶鞍,手术激素检测正常。垂体功能低下时应用相应靶腺激素替代治疗。希恩综合征患者发生产后垂体功能减退症,要强调糖皮质激素和甲状腺激素的替代治疗。

第四节　弗勒赫利希综合征

弗勒赫利希综合征又称肥胖-生殖无能综合征。本病的肥胖是由于下丘脑结节部中部核群损害,生殖无能是由于垂体促性腺素(GnRH)缺乏。病因多种多样,见于颅咽管瘤、嫌色细胞瘤、脑炎、结核性脑膜炎、神经胶质瘤、胆脂瘤或原因不明的特发性变性,少数发生于脑积水或颅底骨折。

一、诊断要点

(一)体态

不匀称肥胖,男孩呈女性脂肪分布,以颈、躯干及肢体近端为显著,尤其是乳房、耻骨联合及骨盆周围更明显。鼻、口、指、趾细小,皮肤苍白、细软,肌张力低,身材矮小、正常或过高。身材过高见于生长激素正常而骨骺融合延迟者。

(二)性幼稚和生殖无能

发育期前发病者性器官幼稚。发育期后发病者,阴毛、腋毛脱落,男性患者性功能减退,女性患者闭经,子宫、阴道发育不良。

(三)原发疾病症状

原发疾病症状如下丘脑综合征、视交叉压迫引起偏盲、颅内压升高等。

(四)实验室检查

尿 GnRH 减少或消失。有颅内疾病者需做 X 射线、CT 等特殊检查。

二、治疗

治疗分病原治疗及内分泌紊乱治疗两方面。

(一)病原治疗

病原治疗为下丘脑或垂体肿瘤、视神经肿瘤的性质,以及是否引起压迫症状考虑放射或外科手术治疗。

(二)内分泌紊乱治疗

性腺功能减退可用 LHRH、HCG 或性激素替代治疗。

(1)雄激素替代治疗:每天口服甲睾酮制剂 30 mg 或肌内注射丙酮酸睾酮 25 mg,每周3次。还可以选用肌内注射长效睾酮制剂,如庚酮睾酮,第 1 年,每次50 mg,1～2 次肌内注射,第 2 年 100 mg,第 3 年 200 mg。雄激素可使喉音变低沉,阴毛生长,外生殖器发育。女性患者可采用雌激素替代治疗。

(2)促性腺激素治疗:HCG 1 000～1 500 U,每周 3 次肌内注射。最恰当的方法是应用人工合成的GnRH 10肽脉冲型自动输注泵间歇输注治疗,每次 12.5 mg,间歇 90 分钟自动输注 1 次。

(3)甲状腺功能低下时以甲状腺激素制剂替代治疗。

(4)肥胖可用饮食控制及应用西布曲明。

第五节 卡尔曼综合征

一、概述

卡尔曼综合征(Kallmann syndrome,KS)又称性幼稚嗅觉丧失综合征,是一种先天性促性腺功能低下或合并有嗅觉缺失联合出现的病症。其发病率男性为 1∶10 000,女性为 1∶50 000,男性为女性的5～6 倍,X 连锁形式最常见,可呈家族性发病,也可散发。1856 年 Maestre de saniuan 就开始报道存在性功能低下伴嗅觉障碍这一疾病。1944 年美国纽约的精神病遗传学家 Kallmann 首先报道了 3 个家族中的 12 例类无睾症,其中9 例伴有嗅觉缺失,并开始提出这是一种遗传性疾病,此后各国相继有多个家族性和散发病例报道。Hamihonul等根据嗅觉障碍程度将 KS 综合征分为 I 型(嗅不出任何气味)和 II 型(可嗅出部分强烈的刺激味)。KS 最主要的特点为促性腺激素分泌不足的性腺减退症,嗅觉减退或身体发育不全,第二性征不明显。

二、病因与发病机制

KS 的发病原因分为自发性和遗传性两种，后者具有常染色体显性、常染色体隐性、X 染色体隐性遗传等多种遗传方式。

KS 患者在出现第二性征低下、性功能障碍的同时常伴有嗅觉缺失的发生机制，与其先天性解剖学基础有关，即嗅觉器官与分泌 GnRH 的神经元组织学来源相同。KS 性腺功能低下是继发于下丘脑的促性腺激素释放激素（GnRH）不足或缺乏的结果，而嗅觉障碍则是由于嗅球、嗅束形成障碍所致。有研究表明，分泌 GnRH 的神经细胞和嗅神经细胞在发育过程中共同起源于嗅基板，即头外胚层散在性增厚部分，以后可形成嗅上皮，嗅神经细胞从嗅基板周围伸出轴突穿过筛状板和脑膜组织到达嗅球，与僧帽细胞的树突形成突触，而 GnRH 神经细胞则沿嗅神经迁移，穿过嗅球定位于下丘脑。因此，GnRH 神经细胞和嗅神经细胞轴突存在一条共同的迁移途径。正常情况下，在胚胎早期就有 Kallmann 基因（KAL 基因）表达，并翻译出一种与细胞黏附有关的 KAL 蛋白，后者在嗅神经轴突延长，嗅球和嗅束形成及 GnRH 神经细胞迁移过程中起重要作用。在 Kallmann 综合征时，由于胚胎早期 KAL 基因突变，不能翻译出 KAL 黏附蛋白，影响上述神经细胞迁移及嗅球、嗅束的形成，进而引起性腺功能低下及嗅觉障碍。

三、病理

（一）KAL-1 与 X 连锁型 KS

1992 年 Bick 等首次报道 KAL-1 基因是 X 连锁型 KS 的易感基因，由 14 个外显子组成，基因全长 120～200 kb。KAL-1 基因编码 680 个氨基酸残基组成的神经发育调节蛋白，即嗅因子（anosmin-1），其分子富含半胱氨酸区、乳清酸性蛋白（WAP）区、4 个 Ⅲ 型纤连素样（FnⅢ）重复序列。嗅因子具有抗丝氨酸蛋白酶及细胞黏附分子功能、调控神经轴突向外生长和识别靶组织或靶细胞的功能，并参与 GnRH 分泌神经元和嗅觉神经元的迁移。KAL-1 基因突变多见于基因编码嗅因子的 4 个 FnⅢ 序列内，但未发现突变热点，也未发现表型关联，此进一步显现 KS 的遗传异质性。

（二）FGFR1 与常染色体显性遗传型 KS

成纤维细胞生长因子受体 1（FGFR1）基因亦称 KAL-2，定位于 8q12，毗邻 GnRH 编码基因，包含 18 个外显子，全长达 57.7 kb。其编码蛋白 FGFRI 为一种跨膜蛋白受体，一旦 FGFR1 发生构象改变即可激活受体内信号传导。已知

FGF 在胚胎神经细胞发育中具有重要作用,其参与 GnRH 神经元和嗅神经发育。FGFR1 缺陷可造成 GnRH 神经迁移及嗅球发育异常。目前研究已证实 KAL-2 突变可致常染色体显性遗传型 KS 及 nlHH,其临床表型可类似 KAL-1 基因缺陷,除不同程度发育缺陷外,也可伴有嗅觉障碍等其他先天缺陷。

(三)PROK2/PROKR2 与常染色体隐性遗传型 KS

PROK2 基因定位于 3p21,包含 3 个外显子,基因全长 13.4 kb,其编码蛋白由 108 个氨基酸残基组成。PROK2 受体(PROKR2)基因定位于 20p13,包含 2 个外显子,基因全长 12.33 kb,编码 G 蛋白偶联激联肽受体 2,f1 由 3 384 个氨基酸残基组成,被视为 KS 的又一候选基因。其表型可为不同程度的嗅觉障碍和性发育缺陷,但未见报道类似其他遗传模式 KS 的其他畸形。迄今为止尚无功能突变效应研究报道。

四、临床表现

KS 的临床表现差异甚大,不同分子缺陷可致相似临床表现,而同一缺陷其表现却又不尽相同。主要表现:①无性发育或发育不良,表现为性幼稚体型,缺乏第二性征,青春期男孩睾丸容积常<4 mL,阴茎长度<5 cm,阴囊发育幼稚,无性毛发育。骨龄落后,臂长可大于身长,并缺乏青春期生长加速。②嗅觉丧失或减弱,X 连锁 KS 患者几乎均有不同程度的嗅觉缺陷。③合并多种先天畸形,如色盲、听力减退、高腭弓、腭裂、齿发育缺陷、隐睾或睾丸萎缩、肾脏发育不全和较常见的运动共济失调、先天性心脏病等。④头颅 MRI 可见缺乏嗅球和嗅管及不同程度的大脑嗅沟发育不全。⑤实验室检查可见外周血 LH、FSH 和性激素(雌二醇或睾酮)水平低下,男孩有抗苗氏管抑制激素(AMH)增高和抑制素 B(Inh B)降低等。

五、治疗与预后

(一)GnRH 肌内注射法

戈那瑞林(LHRH)每天 100～200 μg,或隔天用 200 μg 肌内注射,连续 60～90 天为 1 个疗程,休息1 个月后再重复应用。初次用药时应观察患者是否有药物不良反应,若有必须考虑用其他方法。可以通过第二性征的改善来进行疗效判断。

(二)GnRH 脉冲式皮下给药

GnRH 脉冲式皮下给药是最接近生理效应的治疗方案,其方法是将含

1 500～2 000 μg 的戈那瑞林(LHRH)粉剂用 6～7 mL 注射液混匀后,经自动脉冲给药泵按程序给药,每 90 分钟注射60～70 μL,每24 小时16 脉冲,每次换药可维持 6～7 天,然后重复下一次循环。1 个疗程至少半年至 1 年。

(三)HCG 和 FSH 或 HMG 联合用药

第 1 个月用 HCG 2 000 U,肌内注射,每周 2～3 次,然后用 FSH 或 HMG 150 U,肌内注射,每周20 次,连续3～6个月,年龄大者可持续 1 年。以上治疗方法的目的主要是促进青春期启动,使性器官与第二性征正常发育,并获得生育能力。青春期以前 GnRH 类药物治疗可刺激睾丸的发育,促进第二性征的出现及产生生精功能,但青春期以后治疗效果较差,且年龄愈大疗效愈差。因此寻找 KS 致病基因的特征,建立早期、快速、敏感的检测方法,全面开展产前筛查,早期发现、早期治疗才是防治此病的有效方法。本病预后主要取决于如何采用适当的激素替代治疗,并可望诱导青春发育和保存生育功能。

第四章

甲状腺疾病

第一节　甲状腺激素抵抗综合征

一、概念

甲状腺激素抵抗综合征又称甲状腺激素不应症或甲状腺激素不敏感症,它是由 Refetoff 于 1967 年首先报道。本病以家族性发病为多见,少数病例呈散发性。在本病中甲状腺激素本身的结构、转运和降解代谢及透过周围组织的能力均正常,循环中也无甲状腺激素的拮抗物存在。其病因可能是甲状腺激素作用位点异常,或甲状腺激素与受体结合后的某些作用环节有缺陷。甲状腺激素受体或受体后缺陷导致体内靶组织器官对甲状腺激素的反应性降低,从而产生一系列病理生理的变化。因此,本病属受体缺陷性疾病。迄今为止,国外已报道本症数百例。国内尚无正式报道。本病并非罕见,只是易与一些常见的甲状腺疾病相混淆,临床上常被误诊和漏诊。

二、临床表现和分型

本病以家族性发病者居多,散发性病例约占 1/3。发病年龄大都在儿童及青年,年龄最小者为新生儿。男女两性均可罹患。由于垂体和外周组织对甲状腺激素不反应的程度有很大差异,临床表现多种多样。典型表现包括甲状腺轻度肿大,身材矮小,智力发育落后,计算力差,骨骺发育延迟及点彩状骨骼,骨骼畸形,如翼状肩胛、脊柱畸形、鸽胸、鸟样面容、舟状颅及第四掌骨短等。尚有部分患者有先天性耳聋、少动、缄默、先天性鱼鳞癣、胱氨酸尿等。若发病年龄迟,则无听力障碍。若成年后起病,则无上述骨骼畸形。由于本病起病年龄不同,靶器官不反应程度各异,其临床表现有极大差别,个别患者表现不典型,以致无任何临床证据，只能依赖实验室生化检查才能作出诊断，此种情况被称化学性甲状腺激素抵抗综合征。目前有报道本病患者注意力不集中，多动症患病率增加。多数文献将该病分为3类，其中包括5种类型。

(一)全身性甲状腺激素抵抗综合征

垂体和周围组织皆受累，依病情又分为两型，即甲状腺功能正常型（简称代偿型）和甲状腺功能减退型（简称甲减型）。

1.代偿型

本型病情较轻，多数为家族性发病，少数为散发者。家系调查发现患者双亲非近亲结婚，属常染色体显性遗传；由于未观察到男性遗传给男性子代，故不能排除 X 伴性遗传的可能性。本型患者垂体和外周组织对甲状腺激素不敏感的程度较轻，甲状腺的功能被高浓度 T_3、T_4 代偿而维持正常的状态。本型的临床特征是血中甲状腺素浓度增高，而临床甲状腺功能表现正常，其智力正常，没有感觉神经性聋哑，无骨骺愈合延迟，有不同程度的甲状腺肿大和骨化中心的延迟。血清中 T_3、T_4、FT_3、FT_4 均增高，TS 基础值增高或正常。TSH 昼夜节律正常，对 TRH 反应正常或升高，但 TSH 分泌不受高浓度 T_3 或 T_4 所抑制。

2.甲减型

Refetoff 等 1967 年首次描述的家族性患者属本型，本型属常染色体隐性遗传。临床特征是血中甲状腺激素浓度显著性增高而伴有甲减表现。此种甲减与克汀病及黏液性水肿有区别，即代谢方面的临床表现不突出，可有智力发育落后，尤其对计算感到困难，尚有骨骼成熟的落后及点彩样骨骼，骨骼发育延迟。有时尚有一些无法解释的异常表现，如翼状肩胛、脊柱畸形、鸽胸、鸟样颜面、第四掌骨短及舟状颅等。此外，尚可有先天性聋哑、少动、缄默、眼球震颤。本型甲状腺肿大除基础代谢率正常外，其余的甲状腺功能实验均符合甲亢，其中包括血清蛋白结合碘、T_3、T_4、FT_3、FT_4 均显著升高，血清 TSH 可测到，TRH 兴奋试验后可使 TSH 分泌增加，外源性给予大量 T_3 后却不能抑制 TSH 的分泌，反而使 TSH 对 TRH 反应增强。

(二)选择性外周组织对甲状腺激素抵抗综合征

本病特征为仅外周组织受累，对甲状腺激素不敏感，而垂体不受累，对甲状腺激素反应正常。临床表现可有甲状腺肿大，无神经性耳聋及骨骺愈合延迟，血甲状腺激素和 TSH 正常但伴临床甲状腺功能减退，给予较大剂量甲状腺激素治疗可使病情好转，此病常易误诊。

(三)选择性垂体对甲状腺激素抵抗综合征

本型特征为垂体受累,对甲状腺激素反应不敏感,而外周组织不受累,对甲状腺激素反应正常。临床表现为明显的甲亢伴血中 TSH 浓度增高,但无垂体 TSH 肿瘤的证据。根据 TSH 对 TRH 及 T_3、T_4 反应性不同分为以下两型。

1.自主型

本病患者临床表现和实验室生化检查均符合典型甲亢,但伴血清 TSH 升高,垂体分泌 TSH 对 TRH 无显著反应,给予高浓度 T_3 或 T_4 轻微抑制 TSH 浓度,给予地塞米松亦轻微降低 TSH 浓度,但无垂体肿瘤证据。临床表现为甲状腺肿大,甲功亢进表现,但无神经性耳聋、骨骺愈合延迟。

2.部分型

本型患者临床表现为实验室生化检查符合甲亢,且 TSH 升高,垂体分泌 TSH 对 TRH、T_3 有反应,但垂体对 TRH 兴奋反应部分地被 T_3、T_4 抑制。临床表现同自主型。

三、发病机制

甲状腺激素抵抗综合征的确切发病机制尚不十分清楚。Refetoff 最初提出 3 种可能的发病机制:①甲状腺激素与 TBG 结合过多,造成有效的甲状腺激素不足。②甲状腺激素分子结构异常。③甲状腺激素不能自由进入靶组织。早期的研究均不支持这些推断,所以推测其发病原因可能是受体方面的缺陷。

Oppenheimer 等首先证实了大鼠肝、肾细胞核中存在高亲和力、有限结合容量的 T_3 特异性受体,以后在多种动物和人的组织细胞中发现了核 T_3 受体。T_3 与核受体结合是产生效应的始动环节,受体被 T_3 占据的饱和度、受体的容量、受体的亲和力都与细胞效应密切相关。不同组织中甲状腺激素受体(TRS)的亲和常数 Ka 相近,而 TRS 数量差异很大,如人外周血淋巴细胞和皮肤成纤维细胞均是对甲状腺激素敏感的靶细胞,但它们的每个细胞的受体数量却不相同,分别为 $100 \sim 300$ 个和 $3\,000 \sim 5\,000$ 个。发育成熟的各种组织的 TRS 数量与该组织对甲状腺激素的反应性密切相关。本病的发病机制与 TRS 缺陷有关,其缺陷的表现形式有多种。研究证明该病患者外周血中淋巴细胞 TRS 对 T_3 的亲和力仅为正常人的1/10,伴有 TR3 数量增加、结合容量增高。皮肤成纤维细胞的 TRS 缺陷表现为受体之间存在负协同效应,受体对激素的亲和力与饱和度呈函数关系,即随受体结合激素的增加,Ka 值降低。由此推测本病患者可能存在两种 TRS,其中异常的受体可抑制 T_3 核受体复合物与染色质 DNA 的合成。也有研究显示,患者淋巴细胞结合甲状腺素的 Ka 值正常,但结合容量相当低,提示家族性生化缺陷可能是 TRS 蛋白的轻度缺乏。还有一些研究发现,某些患者不存在淋巴细胞或成纤维细胞 TRS 的异常。但不能排除这些患者其他靶组织如垂体、肝、肾、心等存在 TRS 缺陷。另一种可能是缺陷不在受体水平,而在受体后水平。1986 年用分子生物学方法克隆出 TRS,此后有关 TRS 的研究进展十分迅速。

随着分子生物学技术的应用,对 TRS 基因结构的研究逐步深入,近几年来对本病的研究十分活跃。目前对它的认识已进入基因水平,初步揭示了其发病机制的分子缺陷及突变本质。在甲状腺激素抵抗综合征中 GRTH 病例最多,临床和实验室资料较完整,故对其受体基因的分析研究也较深入。此型患者受体基因改变仅出现在 TRβ 上,尚未发现有 TRα 基因异常。

大多数 GRTH 患者的遗传方式为常染色体显性遗传,基因分析发现是由于 TRβ 基因发生点突变所致,碱基替换多出现于 TRβ 的 B 结合区的中部及羟基端上,即外显子 6、7、8 上,导致受体与 β 亲和力减低。患者多为杂合子,说明一条等位基因的点突变即可引起甲状腺激素抵抗。少数 GRTH 患者遗传方式是常染色体隐性遗传,基因分析发现为 TRβ 基因的大片缺失,出现在受体 DNA 结合区 T_3 结合区上,患者均为纯合子,而仅有一条 TRβ 等位基因缺失的杂合子家族成员不发病。这些结果说明,在 GRTH 患者发病机制中最为重要的是点突变受体的显性抑制作用,而不是正常功能受体的数量减少。临床上患者的表现之所以复杂多样,可能是因为基因突变或缺失的多变性,导致了受体对 T_3 亲和力和/或对 DNA 结合力各不相同及受体表达和功能状态有年龄相关性和/或组织特异性的缘故。

对 PRTH 患者的研究也发现了 13～33 基因的突变,点突变出现在外显子 8 上,但是否这些突变就是 PRTH 的病因尚未确立。一些学者认为 PRTH 是选择性 TRβ 缺陷所致,因为 TRβ 仅分布于垂体及某些神经组织中。由于 TRβ 与 IR 岛来源于一个基因 33313,这种异常可能是由于 mRNA 转录后过程异常所致。PRTH 发病的另一种可能的原因是非受体因素,即垂体中使 T_4 脱碘生成 T_3 的特异 II 型 $5'$ 脱碘酶有缺陷。PRTH 是由于 $TR\alpha_1$ 异常或 $TR\alpha_2$ 异体过度表达等多种原因所致。

甲状腺激素抵抗综合征起先被认为是各有特征性改变的,然而临床表现的多样性及 GRTH 与 PRTH 基因突变的相似,改变了这种观点。目前认为本病可能是 TRα 基因表达的多方面失调所致。总之,尽管本病确切的病因尚未完全明了,但已肯定甲状腺激素抵抗综合征发生在受体分子水平上,是一种典型的受体病。

四、诊断和鉴别诊断

(一)诊断

本病临床差异较大,表现复杂多样,因此诊断常较困难。对有甲状腺轻度肿大、甲状腺素水平增高、临床甲状腺功能正常或反之有甲减表现者均应疑及本病。如 T_3、T_4 浓度增高,而 TSH 浓度正常或升高者,说明 T_3、T_4 对 TSH 分泌的负反馈作用减弱或消失,此类患者须进行 TRH 兴奋试验,以提高本病诊断率。测定血清性激素结合球蛋白(SHBG)可作为靶器官对甲状腺激素敏感性的一项体外试验,因为本病 SHBG 是正常的,而甲亢患者的 SHBG 是升高的。如患者有明显家族发病倾向,甲状腺轻度肿大,T_3、T_4、FT_3、FT_4 增高伴 TSH 水平升高,智力低下,骨骺成熟延迟,点彩状骨骼及先天性聋哑则属典型病例。STRH 须与下列疾病区别。

(二)鉴别诊断

1.普通甲亢

T_3、T_4、FT_3 及 FT_4 增高是甲亢最常见现象,但它对 TSH 的分泌呈明显负反馈作用,其 TSH 水平明显减低甚至测不到。而 SRTH 患者 TSH 水平多数明显升高。

2.垂体性甲亢垂体性甲亢

本病是由 TSH 瘤引起的,其特征是 TSH 分泌过多伴甲亢的临床表现。TSH 瘤引起的 TSH 分泌是自主性的,TSH 分泌既不受 T_3、T_4 反馈性调节的抑制作用,亦不受 TRH 兴奋作用的调节。蝶鞍分层摄影、TRH 兴奋试验对两者有重要鉴别价值。

3.遗传性或获得性甲状腺结合蛋白增多症

甲状腺结合蛋白有 3 种,即甲状腺结合球蛋白(TBG)、甲状腺结合前清蛋白(TBPA)和清蛋白(ALb),其中以 TBG 最重要,它可结合 $70\% \sim 75\%$ 的 T_3 和 T_4。遗传性 TBG 增高或雌激素水平增高均可引起高 T_3、T_4 现象,然而这些患者 FT_3、FT_4 浓度正常,因此不难鉴别。当然,甲状腺激素抵抗综合征最可靠的诊断方法是采用分子生物学技术,从分子水平上检查证实甲状腺激素受体及其基因结构的缺陷。

五、治疗

成人 SRTH 的代谢表现很少需要特殊处理,但由于对儿童的生长发育、智力的提高影响很大，因此应予以矫正。本病治疗是十分困难的，由于临床类型不同，表现又错综复杂，因此治疗方法不一致。对于高激素血症的本身无须治疗，但可能诱发 TSH 分泌细胞的功能亢进。抗甲状腺药物可阻断甲状腺激素的合成，使血中甲状腺激素水平下降，TSH 水平升高，但基于 SRTH 患者不是由于甲状腺素水平升高所引起，而是受体缺陷造成的，因此，甲状腺素水平升高具有代偿意义，如用抗甲状腺药物，可使其减临床症状加重，垂体 TSH 分泌细胞增生，使甲状腺肿大程度加重，对青少年生长发育的损害是不可逆的，所以，多数学者不主张应用抗甲状腺药物。只有对部分靶器官不反应型者，可在严密观察下试用抗甲状腺药物。甲状腺激素的使用要根据患病的类型和病情而定，而且应视患者对甲状腺激素的反应加以调整。GRTH 患者一般不需治疗，只是在少数情况下可给予外源性 T_4 或 T_3，这对婴幼儿患者尤其有益，他们需要提高甲状腺激素浓度以保障智力和体力的发育，并能减弱 TSH 的分泌，从而使甲状腺肿大大减轻。天然的甲状腺激素常常无效，一般应用右旋 T_4，每天 2 次，每次 2~3 mg；应用 T_3 的一种代谢产物——三碘甲腺乙酸也有效。对 PRTH 的患者必须进行治疗，至少应控制类似甲亢的症状。应用抗甲状腺药物或 [131]I 治疗是合理的，但其弊利关系已如上述，因此，须持谨慎态度。糖皮质激素可选择性抑制 TSH 分泌，但长期应用易发生不良反应。给予普萘洛尔 40~160 mg/d，有助于阻断甲状腺素过多的外周效应，从而减轻临床症状。采用多巴胺协同剂溴隐亭 2.5 mg~7.5 mg/d，有时有效。生长抑制激素(SS)可选择性抑制 TSH 的分泌。三碘甲腺苷酸的结构与 T_3 相似，有对垂体 TSH 分泌的负反馈作用，且无高代谢的不良反应，亦可应用。对 PRTH，应补充甲状腺激素以缓解甲减症状。

第二节　单纯性甲状腺肿

单纯性甲状腺肿多见于高原、山区地带。本病属世界性疾病，据 WHO 估计全世界有 10 亿人口生活于碘缺乏地区，有地甲肿患者 2 亿~3 亿。我国目前有约 4.25 亿人口生活于缺乏地区，占全国人口的 40%，20 世纪 70 年代的粗略统计，有地甲肿患者 3 500 万人，是发病最多的地方病。

一、病因

(一)碘缺乏

可以肯定碘缺乏是引起本病的主要因素,外环境缺碘时,机体通过增加激素合成,改变激素成分,提高肿大甲状腺组织对正常浓度促甲状腺素(TSH)的敏感性来维持甲状腺正常功能,这是机体代偿性机制,实际上是甲状腺功能不足现象。但是,这种代偿机能是有一定限度的,当机体长期处于严重缺碘而不能获得纠正时,就会因代偿失调发生甲状腺功能低下。青春期、妊娠期、哺乳期、绝经期妇女,全身代谢旺盛,对激素需要量相对增加,引起长期 TSH 过多分泌,促使甲状腺肿大,这种情况是暂时性的。

(二)化学物质致生物合成障碍

非流行地区是由于甲状腺激素生物合成、分泌过程中某一环节的障碍,过氯酸盐、硫氰酸盐等可妨碍甲状腺摄取无机碘化物,磺胺类药、硫脲类药、含有硫脲的萝卜、白菜等能阻止甲状腺激素的生物合成,引起甲状腺激素减少,也会增加 TSH 分泌增多促使甲状腺肿大。

(三)遗传性先天性缺陷

遗传性先天性缺陷,缺少过氧化酶、蛋白水解酶,也会造成甲状腺激素生物合成、分泌障碍,导致甲状腺肿大。

(四)结节性甲状腺肿继发甲亢

结节性甲状腺肿继发甲亢其原因尚不清楚。目前认为是由于甲状腺内自主功能组织增多,在外源性碘摄入条件下发生自主性分泌功能亢进。所以,甲状腺内自主功能组织增强是继发甲亢的基础。文献报道,绝大多数继发甲亢患者在发病前甲状腺内有结节存在,结节一旦形成即永久存在,对碘剂、抗甲状腺药物治疗无效。因此,绝大多数甲状腺结节有变为自主分泌倾向。据 N.D.查尔克斯报道,结节性甲状腺肿(结甲)66％在功能组织内有自主区域,给予大剂量碘可能发展为 Plummer 病(结甲继发甲亢)。Plummer 病特有征象为功能组织是自主的,既不被 T_3、T_4 抑制,也不被 TSH 刺激,一旦供碘充足,就无节制的产生过多甲状腺激素。总之,摄取碘过多是继发甲亢发生的外因,甲状腺本身存在的结节,自主性功能组织增强,是继发甲亢发生的内因,外因通过内因而起作用,此时继发甲亢明显而持久。

(五)甲状腺疾病与心血管疾病的关系

甲状腺疾病与心血管疾病的关系早已被人们注意。多数人推荐,对所有后半生心脏不好的患者,血清 T_3、T_4 测定作为常规筛选过程。继发甲亢时儿茶酚胺产生增加,引起心肌肥厚、扩张、心律不齐、心肌变性,导致充血性心力衰竭,是患者死亡的原因。继发甲亢治愈后,心脏病的征象随之消失。有人认为,继发甲亢仅是原发心脏病的加剧因素。

(六)结甲合并高血压

结甲合并高血压发病率较高,继发甲亢治愈后血压多数能恢复正常。伴有高血压结甲患者,血液中有某种物质可能是 T_3,高血压是 T_3 毒血症的表现。T_3 毒血症是结甲继发甲亢的早期类型。T_3 引起高血压可能是通过抑制单胺氧化酶、N-甲基转移酶以减少儿茶酚胺的分解速度,使中枢、周围神经末梢儿茶酚胺蓄积,甲状腺激素可能增强心血管组织对儿茶酚胺的敏感性,T_3 可通过加压胺的作用使血压增高。T_3 增多,可能为病史较久的结甲自主性功能组织增加,摄碘量不足时优先分泌 T_3 之故。说明结甲合并高血压是隐性继发甲亢的表现形式。

(七)缺碘环境

患者长期处于缺碘环境中,患病时间长,在此期间缺碘环境改变或给予某些治疗可使病理改变复杂化。由于机体长期严重缺碘,合成甲状腺激素不足,促使垂体前叶 TSH 反馈性增高,甲状腺滤泡上皮增生,胶质增多,胶质中存在不合格甲状腺球蛋白。缺碘暂时缓解时甲状腺滤泡上皮细胞可重新复原,但增多的胶质并不能完全消失。若是缺碘反复出现,则滤泡呈持续均匀性增大,形成胶质性弥漫性甲状腺肿。弥漫性增生、复原反复进行时,在甲状腺内有弥漫性小结节形成,这些胶质性结节胶质不断增多而形成潴留性结节。在肿大甲状腺内某些区域对 TSH 敏感性增高呈明显过度增生,这种局灶性增生发展成为可见的甲状腺结节,结节中央常因出血、变性、坏死发生中央性纤维化,并向包膜延伸形成纤维隔,将结节分隔成大小不等若干小结节,以右侧为多。在多数结节之间的甲状腺组织仍然有足够维持机体需要的甲状腺功能,在不缺碘的情况下一般不引起甲状腺功能低下(甲减),但处于临界点的低水平。结甲到晚期结节包膜增厚,血管病变,结节间甲状腺组织被结节压迫,发生血液供应障碍而变性、坏死、萎缩,失去功能,出现甲减症状。

(八)心血管病变

甲状腺激素过多、不足均可引起心血管病变,年老、久病的巨大结节性甲状腺肿患者,由于心脏负担过重,亦可致心脏增大、扩张、心力衰竭。

(九)结甲钙化

发生率为85%～97.8%,也可发生骨化。主要是由于过度增生、过度复原反复进行,结节间血管变性、纤维化、钙化。甲状腺组织内出血、供血不良、纤维增生是构成钙化的重要因素。

(十)结甲囊性变

发生率为22%,是种退行性变。按囊内容物分为胶性、血性、浆液性、坏死性、混合性。

(十一)结甲继发血管瘤样变

这是晚期结甲的退行性改变,手术发现率为14.4%。结节周围或整个腺体被扩张交错的致密血管网所代替,与海绵状血管瘤相似,有弹性感,加压体积略缩小,犹如海绵,无血管杂音,为无功能冷结节。

(十二)结甲继发甲状腺炎

化脓性甲状腺炎见于结节坏死、囊肿合并感染,溃破后形成瘘管。慢性淋巴性甲状腺炎为免疫性甲状腺炎病理改变,病变分布极不均匀,主要存在于结节周围甲状腺组织中。

(十三)气管软化

结节巨大包块长期直接压迫,引起气管软骨环破坏、消失,由纤维膜代替,或软骨环变细、变薄,弹性减弱,导致气管软化。发生率为2.7%。

二、诊断

(一)结节性甲状腺肿

结节性甲状腺肿常继发甲减症状,临床表现皮肤苍白或蜡黄、粗糙、厚而干、多脱屑,四肢冷,黏液性水肿。毛发粗,少光泽,易脱落,睫毛、眉毛稀少,是由于黏多糖蛋白质含量增加所致。甲状腺肿大,且为多结节型较人甲状腺肿,先有甲状腺肿以后继发甲减。心肌收缩力减退,心动过缓,脉率缓慢,窦性心动过缓,低电压T波低平,肠蠕动变慢,故患者厌食、便秘、腹部胀气、胃酸缺乏等。肌肉松软无力,肌痉挛性疼痛,关节痛,骨密度增高。跟腱反射松弛时间延长。面容愚笨,缺乏表情,理解、记忆力减退。视力、听力、触觉、嗅觉迟钝,反应减慢,精神失常,痴呆,昏睡等。性欲减退,阳痿,月经失调,血崩,闭经,易流产,肾上腺功能减退,呼吸、泌尿、造血系统均有改变。在流行区任何昏迷患者,若无其他原因解释都应考虑甲减症所致昏迷。基础代谢率(BMR)为$-20\%\sim-50\%$。除脑垂体性甲减症外,血清胆固醇值均有显著增高。甲状腺^{131}I摄取率显著降低。血清FT_3值低于3 pmol/L,FT_4值低于9 pmol/L。TSH可鉴别甲减的原因。轻度甲减TSH值升高。若FT_3值正常、TSH值升高,甲状腺处于代偿阶段。TSH值低或对促甲状腺激素释放激素(TRH)无反应,为脑垂体性甲减。甲状腺正常,TSH偏低或正常,对TRH反应良好,为下丘脑性甲减。血清甲状腺球蛋白抗体(ATG)、甲状腺微粒抗体(ATM)阳性反应为原发性甲减。有黏液性水肿可除外其他原因甲减。甲减症经X线检查心脏扩大、心搏缓慢、心包积液,为黏液性水肿型心脏病。心电图检查有低电压、Q-T间期延长、T波异常、心动过缓、心肌供血不足等。

(二)结节性甲状腺肿合并高血压

结节性甲状腺肿合并高血压除有血压增高、甲状腺肿大、压迫症状外,还有心悸、气短、头晕等,无眼球突出、震颤。收缩压$\geqslant$23.1 kPa(160 mmHg),舒张压$\geqslant$12.7 kPa(95 mmHg),符合二者之一者可诊断为结甲合并高血压症,血压完全恢复正常水平为痊愈,收缩压、舒张压其中一项在可疑高血压范围为好转。

(三)结节性甲状腺肿钙化

临床上以X线摄片检查结节性甲状腺肿钙化较为方便可靠,并能显示钙化形态。以往甲状腺钙化被认为是良性结节退化,由于乳头状癌也可发生钙化,故引起学者们的重视。甲状腺癌钙化率约62.5%。良性肿瘤多呈斑片状、团块状、颗粒大、密度高、边缘清楚,圆形或弧形钙化表示肿块有囊性变。乳头状癌中有砂粒瘤形成,可发生在腺泡内或间质中,常见于乳头尖端,可能是乳头尖端组织发生纤维性变、透明样变。由于体液内外环境改变,表现为细胞外液相对碱性,降低了细胞呼吸,二氧化碳产物减少,可能改变钙、磷的浓度,产生钙盐沉积。近年来,提出糖蛋白理论,认为粘蛋白是一种糖蛋白,它对钙有很大亲和力,故甲状腺癌的钙化率相当高。钙化颗粒大小与肿瘤分化程度有关,颗粒越粗大肿瘤分化越好。砂粒样钙化为恶性肿瘤所特有,多是乳头状癌。粗大钙化中有1/10~1/5是恶性肿瘤,其中滤泡癌占比例较大。髓样癌是粗大钙化、砂粒钙化混合存在。坚硬如石的钙化、骨化灶直接长期压迫磨损气管壁,致无菌坏死,引起气管软化。胸骨后的钙化影像可作为诊断胸内甲状腺的佐证之一。

(四)结节性甲状腺肿囊变

结节性甲状腺肿囊变率57.9%。由于长期缺碘,甲状腺组织过度增生、过度复原,发生血管改变,出血、坏死导致功能丧失,形成囊肿。囊肿越大,对甲状腺破坏也越大,是不可逆的退行性变。囊肿生长较快,结节内出血可迅速扩大产生周围器官压迫症状,以呼吸系统症状最显著。结节内急性出血囊肿发生都很突然,增长迅速,伴有疼痛、颈部不适,触之张力大,有压痛。B超检查为实性或囊性,在鉴别诊断上有肯定的价值。针吸细胞学检查、X线片均为重要诊断方法。

(五)结节性甲状腺肿合并血管瘤样退行性变

结节性甲状腺肿合并血管瘤样退行性变的诊断,主要靠手术中观察、病理学检查。临床表现多种多样,常见有海绵状血管瘤样变、静脉瘤样变,手术前难以正确诊断。

三、治疗

(一)碘治疗

因长期严重缺碘的继发性病变,破坏甲状腺组织,导致机体代偿机能失调而发生甲减。由于机体碘摄入不足,产生甲状腺激素量不足,应当给予足量碘治疗,可获得治愈。必要时辅以甲状腺激素治疗,心脏病患者初治剂量宜小,甲状腺片 20~40 mg/d 或优甲乐 50~100 μg/d,根据治疗效果增加至甲状腺片 80~240 mg/d或优甲乐 100~300 μg/d。治疗 2~3 周症状消失后,再适当减少剂量以维持。结节性甲状腺肿合并高血压,手术前给利血平、甲巯咪唑 3~5 天,手术后未用降压药者有效率97.5%。手术后无效患者,高血压可能非结节性甲状腺肿所致。结节性甲状腺肿继发钙化用碘盐治疗,不能使甲状腺缩小而使钙化加重,不行手术切除很难治愈。结节性甲状腺肿继发囊性变碘剂治疗无效,还有可能发生多种并发症,并有发生癌变可能性,感染发生率3.18%,恶变率2%~3%。结节性甲状腺肿继发血管瘤样变不能被碘剂、其他药物治愈,放疗也难以奏效。

(二)手术治疗

1.结节性甲状腺肿

由于结节性甲状腺肿多数为大小不等结节、囊肿坏死、化脓成瘘等致甲状腺组织损害,使甲状腺功能不足,可以手术将压迫甲状腺组织的无功能结节切除,清除炎性病变,剩余甲状腺组织可以复原。手术后辅以甲状腺片或优甲乐治疗,以弥补甲状腺功能不足,对残留的小结节也有抑制作用以预防复发。将压迫甲状腺的结节,损害甲状腺组织的脓肿、瘘管尽量切除干净,但必须最大限度保留甲状腺结节、脓肿周围的甲状腺组织。有些患者手术后可出现永久性甲减。近年来,采用带血管同种异体甲状腺移植、胎儿甲状腺组织移植,有一定效果。但是技术复杂,难以达到长远疗效,还是应用药物替代治疗为宜。

2.结节性甲状腺肿继发钙化

不行手术切除难以治愈。若整个腺叶钙化或钙化位于气管壁处时,应行包括钙化全部甲状腺肿的大部分切除,不可将钙化灶挖出,钙化灶、腺肿部分切除,难免造成较大的、坚硬的、无法结扎缝合的渗血创面。结节性甲状腺肿的血管变化以动脉变性、钙化最常见,常为甲状腺动脉颗粒状钙盐沉积、内弹力膜断裂、毛细血管广泛玻璃样变。由于血管钙化、变脆、易断裂,手术中处理血管,尤其动脉不可过分用力钳夹,以防动脉被夹断。结扎动脉用线、用力要合适,以防割断钙化血管。

3.结节性甲状腺肿继发囊性变

囊肿直径不超过 1 cm 可以观察,直径超过 3 cm 以上穿刺抽液治疗易复发可行手术切除,较大囊性结节 5%～23% 为恶性,故应尽早手术切除。手术方式的选择视具体情况而定,手术中要注意保留甲状腺后包膜,以避免切除甲状旁腺,损伤喉返神经。

4.结节性甲状腺肿继发血管瘤样变

手术切除是唯一的治疗方法,手术中应防止大出血,手术中应先谨慎结扎甲状腺主要动脉、静脉,然后做包膜内甲状腺次全切除,可避免切除肿瘤时出血较多的危险。

第三节　高碘性甲状腺肿

环境缺碘可引起甲状腺肿大,环境含碘过高也能使甲状腺肿大。高碘性甲状腺肿又称高碘致甲状腺肿,是由于机体长期摄入超过生理需要量的碘所引起的甲状腺肿。大多数是服用高碘食物或高碘水所致,属于地方性甲状腺肿的特殊类型,也有长期服用含碘药物所致的甲状腺肿称为散发性高碘性甲状腺肿。

一、流行病学

(一)地方性高碘性甲状腺肿

长期服用海产品或含碘量高的深井水引起的甲状腺肿,根据高碘摄入的途径,地方性高碘甲状腺肿可分为食物性及水源性两类。

1.食物性高碘性甲状腺肿

含碘丰富的海产品,主要是海藻。国内的报道,山东日照县沿海居民常年服用含碘量较高的海藻类食物,其甲状腺肿发病率增高。广西北部湾沿海的居民高碘甲状腺肿,成人患病率高达7.5%,中小学生患病率为38.4%,据了解是食用含碘量高的海橄榄嫩叶及果实所致。

2.水源性高碘性甲状腺肿

水源性高碘性甲状腺肿是我国首次于1978年在河北省黄骅市沿海居民中发现。该地区居民原来吃含碘量不高的浅井水时甲状腺肿的患病率不高,后来改吃含碘量较高的深井水后甲状腺肿患病率增高达7.3%。此种高碘性甲状腺肿与海水无关,很可能是古代海洋中富碘的动、植物残体中的碘,经无机化溶于深层水中形成。除沿海地区外我国亦首次报道了内陆性高碘性甲状腺肿,新疆部分地区居民饮水含碘量高,居民高碘甲状腺肿患病率为8.0%。山西省孝义市、河北高碑店市亦有饮用高碘水所致的甲状腺肿发病率增高的报道。内陆高碘甲状腺肿流行区域是古代洪水冲刷,含碘丰富的水沉积于低洼地区。

(二)散发性(非地方性)高碘性甲状腺肿

母亲在妊娠期服用大量碘剂所生婴儿可患先天性甲状腺肿。甲状腺功能正常的人,长期接受药理剂量的碘化物,如含碘止咳药物,则有3%~4%的人可发展为有或无甲状腺功能低下(甲低)的甲状腺肿。综合国内外报道,应用碘剂(含碘药物)后出现甲状腺肿时间短,一般数周,长者达30年,年龄自新生儿到70余岁,但半数以上为20岁以下年轻人,每天摄碘量为1~500 mg。

二、发病机制

碘过多引起甲状腺肿大的机制,目前所知甚少。一般认为主要由于碘阻断效应所致。无论是正常人或各种甲状腺疾病患者,给予大剂量的无机碘或有机碘时,可以阻止碘离子进入甲状腺组织,称为碘阻断现象。碘抑制了甲状腺内过氧化酶的活性,从而影响到甲状腺激素合成过程中原子碘的活化、酪氨酸的活化及其碘的有机化过程。甲状腺激素合成过程中,酪氨酸的碘化过程其酪氨酸与碘离子必须在过氧化酶的两个活性基上同时氧化才能结合,当碘离子过多时,过氧化酶的两个活性基,均被碘占据了。于是造成酪氨酸的氧化受阻,产生了碘阻断,不能形成一碘酪氨酸和二碘酪氨酸,进而使 T_3 及 T_4 合成减少。另外碘还有抑制甲状腺分泌(释放)甲状腺素的作用。其机制至今未完全阐明,有两种学说,一般认为过量的碘化物抑制谷胱甘肽还原酶,使甲状腺组织内谷胱甘肽减少,影响蛋白水解酶的生成,因而抑制了甲状腺素的释放。另有学者认为是由于过量的碘化物抑制了甲状腺滤泡细胞内第二信使 cAMP 的作用所致,并提出这种作用的部位是在细胞膜上腺苷酸环化酶的激活。甲状腺素合成和释放的减少,反馈地使脑腺垂体分泌更多的 TSH,使甲状腺增生、肥大,形成高碘性甲状腺肿。

需要指出的是,碘阻断及碘对甲状腺分泌甲状腺素的抑制作用都是暂时的,而且机体可逐渐调节适应,这种现象称为"碘阻断的逸脱"。因此,我们见到许多甲状腺功能正常而患其他疾病的患者需要服用大量碘剂时,大多数并不产生甲状腺肿大,而且血中甲状腺素的水平也在正常范围。多数学者认为在甲状腺本身有异常的患者,如慢性淋巴细胞性甲状腺炎(桥本甲状腺炎)、甲亢合并有长效甲状腺素(LATs)、甲状腺刺激抗体、抗微粒体抗体或甲状腺抑制抗体存在时,以及一些未知的原因,机体对碘阻断和对甲状腺分泌甲状腺素的抑制作用失去了适应能力,则可导致甲状腺功能减退症状的发生及引起"碘性甲状腺肿",即"高碘性甲状腺肿"。

三、病理表现

高碘性甲状腺肿,腺体表面光滑,切面呈胶冻状,琥珀色,有的略呈结节状。光镜下见甲状腺滤泡明显肿大,上皮细胞呈柱状或上皮增生 2～4 层,有新生的筛孔状小滤泡。有的滤泡上皮断裂,滤泡融合、胶质多,呈深红色,上皮扁平。有学者用小鼠成功地复制了高碘性甲状腺肿的动物模型。电镜下可见极度扩大的泡腔中有中等电子密度的滤泡液,滤泡上皮细胞扁平,核变形,粗面内质网极度扩张,线粒体肿胀,溶酶体数量增多,细胞微绒毛变短且减少。

四、临床表现

高碘性甲状腺肿的临床表现特点为甲状腺肿大,绝大多数为弥漫性肿大,常呈Ⅰ～Ⅱ度肿大。两侧大小不等,表面光滑,质地较坚韧,无血管杂音,无震颤,极少引起气管受压的表现,但新生儿高碘性甲状腺肿可压迫气管,重者可致窒息而死。高碘性甲状腺肿可继发甲亢,部分患者亦可出现甲状腺功能减退症状,但黏液性水肿极少见。

实验室检查：尿碘高，24 小时甲状腺摄碘率低，常在 10% 以下。过氯酸钾释放试验阳性（＞10%）。血浆无机碘及甲状腺中碘含量均显著增高。血清中 T_3 稍高或正常，T_4 稍低或正常，T_3/T_4 比值增高。血清 TSH 测定大多数在正常范围，只有部分增高。

五、诊断

对有甲状腺肿大表现，有沿海地区或长期服用海产品或含碘高的深井水或含碘药物史，甲状腺摄碘率下降，过氯酸钾释放试验阳性，尿碘高即可诊断。

六、预防和治疗

(一)预防

对散发性高碘甲状腺肿，尽量避免应用碘剂或减少其用量并密切随访。对地方性高碘性甲状腺肿，先弄清楚是食物性还是水源性。对食物性者改进膳食，不吃含碘高的食物；对水源性者应离开高碘水源居住，或将高碘水用过滤吸附、电渗析法降碘后饮用。

(二)治疗

治疗上一般多采用适量的甲状腺素制剂，以补充内生甲状腺素的不足，抑制过多的 TSH 分泌，缓解甲状腺增生。常用剂量：甲状腺素片，每次 40 mg，2～3 次/天，口服。或左甲状腺素片（优甲乐）50～150 μg，1 次/天，口服，可使甲状腺肿缩小或结节缩小，疗程 3～6 个月。停药后如有复发可长期维持治疗。

对腺体过大产生压迫症状，影响工作和生活，或腺体上有结节疑有恶性变或伴有甲亢者，应采用手术治疗。术后为防止甲状腺肿复发及甲状腺功能减退可长期服用甲状腺素。对有心血管疾病的患者及老年人应慎重应用甲状腺制剂。

第四节 甲状腺腺瘤

甲状腺结节是临床常见征象，发生率为 4%～7%，中年妇女占 11.3%，甲状腺腺瘤占其中的70%～80%。因此，甲状腺腺瘤是常见的临床疾病。

一、病因

甲状腺腺瘤(简称甲瘤)是甲状腺组织的一种良性内分泌肿瘤,甲状腺局灶(小叶)区域增生,可以扩大并伴有进行性生长成为腺瘤。这种腺瘤,虽然开始依赖 TSH,但最终达到自主性生长。一个良性腺瘤伴有大小不同、组织学表现各异的滤泡细胞,分为滤泡状、乳头状囊性腺瘤及大滤泡状腺瘤。这些病变是腺瘤性甲状腺肿的多样性变化而不是各自特殊疾病。

二、诊断

甲瘤诊断的重要性在于如何从甲状腺结节中将甲瘤鉴别出来并排除甲癌。即使有经验的医师,采取常规检查、触诊、^{131}I 甲状腺扫描等,诊断不符合率可达 23.6%。单发、多发结节的判断,临床、手术、病理之间误差率也在 37.5%～50%。因此,提高甲瘤诊断符合率,正确判断单发、多发、囊性、实性,对治疗有重要意义。近 10 年来诊断技术的发展,已使甲瘤诊断,甲瘤、甲癌的鉴别诊断水平大有提高。B 超诊断甲状腺肿块囊性、实性结节正确率达 100%,单发、多发结节 99.4%,可显示 0.5 cm 以上病变,对鉴别甲瘤、甲癌有帮助,诊断甲瘤符合率达 94.0%。甲瘤为瘤体形态规则、边界清楚、有完整包膜,内部为均质低回声,不完全囊性图像,图像囊、实相间提示甲癌可能性 27.5%,完全囊性均为良性病变,部分囊性甲瘤 82.35%,甲癌 11.75%。B 超在定性诊断方面不及针吸活检,故不能作为最终诊断,可作为筛选性检查。针吸活检(FNA)未见有针道癌转移的报道,并发症也极少,临床应用日趋广泛。FNA 诊断甲瘤、甲癌准确率为 90%,冰冻切片为 95%,两者无显著差异。FNA 假阳性率为 0～3.3%,假阴性率为 1%～10%。造成假阴性原因有针头未穿刺到癌灶部位,以及单从细胞学角度不易鉴别甲瘤与甲癌。若固定专人抽吸、专人看片、若见到异型细胞及滤泡样瘤细胞要反复穿刺检查,可提高 FNA 的诊断符合率。FNA 作为一种补充诊断技术,还需结合临床与其他检查综合判断。冰冻切片与针吸活检鉴别甲瘤、甲癌的可信性均在 90% 左右。FNA 有假阴性和假阳性结果,而 FS 无假阳性结果,假阴性率为 5%。FS 可作为 FNA 的一种补充。甲状腺扫描可了解甲状腺肿块的功能和形态,而不能定性诊断。甲状腺淋巴造影为侵入性检查,准确率为 70%,且有并发症,已很少应用。甲癌的红外热象图表现为高温结节。流式细胞分析技术,分析 DNA 含量,倍体情况有助于鉴别,但技术要求太高不易推广。总之,在众多的甲瘤诊断技术中,FNA 为一种快速、安全、有效的诊断技术,优于其他检查。

三、治疗

甲瘤治疗涉及诊断的可靠性和病因等问题。过去认为 TSH 的慢性刺激是导致甲瘤增长的主要原因,甲状腺素可阻断其刺激达到治疗目的。但治疗效果并非理想,因为并不能改变甲瘤的自然病程,表明 TSH 刺激并不是导致甲瘤增长的主要原因。在激素治疗中甲瘤增大要警惕甲癌可能,甲瘤与甲状腺炎性疾病难以鉴别时,可试用激素治疗 1～3 个月。甲状腺单纯性囊肿可应用囊肿针吸注射治疗,利用刺激性药物造成囊内无菌性炎症,破坏泌液细胞,达到闭塞、硬化囊肿目的。常用硬化药物有四环素、碘酊、链霉素加地塞米松等。由于非手术治疗效果不确切,部分甲瘤可以恶变为甲癌,而手术切除效果确切,并发症少,所以多数学者推荐手术切除。腺瘤摘除可避免作过多的甲状腺体切除便于基层开展,由于隐匿性甲癌发生率日渐增多可达 15.7%,加上诊断技术的误差,若仅行腺瘤摘除,手术后病检为甲癌时则需再次手术,也要增加手术并发症。另外,腺瘤摘除手术后有一定复发率,尤其是多发腺瘤。因此,持腺瘤摘除观点者已逐渐减少。目前从基层医院转来需再次手术的患者看,在基层医院作腺瘤摘除的人不在少数。现在多数学者推荐做腺叶切除术,这样可避免因手术不彻底而行再次手术,腺瘤复发率极低。即使手术后发现为甲癌,大多数情况下腺叶切除已充分包括了整个原发癌瘤,可视为根治性治疗。部分学者推荐同时切除甲状腺峡部腺体,如因多中心性癌灶对侧腺叶需要再次手术时,可不要解剖气管前区。折中观点认为,甲瘤伴囊性变或囊腺瘤,发生甲癌的可能性低,浅表囊腺瘤可行腺瘤摘除,而对实性甲瘤则行腺叶切除。不论怎样还是行保留后包膜的腺叶切除为宜。单侧多发甲瘤行腺叶切除,双侧多发甲瘤行甲状腺次全切除,多发甲瘤也有漏诊甲癌可能,应予注意。自主功能性甲瘤宜行腺叶切除,因为有恶变成癌的可能。巨大甲瘤并不多见。瘤体上达下颌角,下极可延伸至胸骨后,两侧叶超过胸锁乳突肌后缘。手术中出血多,操作困难,可能损伤周围重要结构。因此,手术中应注意:采用气管内插管麻醉,切口要足够大,避免损伤颈部大血管;胸骨后甲状腺的切除可先将上部切除,再将手指向外侧伸入胸骨后将腺体托出,直视下处理下极血管,切除全部腺体,可不必切开胸骨;缝合腺体背面包膜时不宜过深,以避免损伤喉返神经,对已存在气管软化、狭窄者,应做预防性气管切开或悬吊。巨大腺瘤切除后常规行气管切开,对手术后呼吸道管理颇有好处。妊娠期甲瘤少见,除非必要手术应推迟到分娩以后。

第五节 甲 状 腺 癌

甲状腺癌是最常见的内分泌系统恶性肿瘤,内分泌恶性肿瘤中占 89%,占内分泌恶性肿瘤病死率的 59%,占全身恶性肿瘤的 0.2%(男性)～1%(女性),约占甲状腺原发性上皮性肿瘤的 1/3。国内的普查报道,其发生率为 11.44/10 万,其中男性为 5.98/10 万,女性为 14.56/10 万。甲状腺癌的发病率一般随年龄的增大而增加,女子的发病率约较男子多 3 倍,地区差别亦较明显,一般在地方性甲状腺肿的流行区,甲状腺癌的发病率较高,而在地方性甲状腺肿的非流行区则甲状腺癌的发病率相对较低。近年来统计资料显示,男性发病率有逐渐上升的趋势,可能与外源性放射线有关。甲状腺癌的发病率虽不是很高,但由于其在临床上与结节性甲状腺肿、甲状腺腺瘤等常难以鉴别,在具体处理时常感到为难,同时,在诊断明确的甲状腺癌进行手术时,究竟应切除多少甲状腺组织,以及是否行颈淋巴结清扫及方式等方面尚存在诸多争议。

一、病因

与其他肿瘤一样,甲状腺癌的发生与发展过程至今尚未完全清楚。现代研究表明,肿瘤的发生与原癌基因序列的过度表达、突变或缺失有关。在甲状腺滤泡细胞中有多种原癌基因表达,对细胞生长及分化起重要作用。最近从人甲状腺乳头状癌细胞中分离出所谓 ptc 癌基因,被认为是核苷酸序列的突变,有研究发现,ptc 癌基因位于 IIa 型多发性内分泌瘤(MEN-IIa)基因染色体 11 的近侧长臂区,其机制尚不清,ptc 基因仅出现于少数甲状腺乳头状癌。H-ras、K-ras 及 N-ras 等癌基因的突变形式已被发现于多种甲状腺肿瘤。在髓样癌组织中发现高水平的 H-ras、c-myc 及 N-myc 等癌基因的表达,p53 多见于伴淋巴结或远处转移的甲状腺癌灶,但这些癌基因也可在其他癌肿或神经内分泌疾病中被检出。实际上甲状腺癌的发生和生长是复杂的生物过程,受不同的癌基因和多种生长因子的影响,同时还有其他多种致癌因素的作用。已知的可能致甲状腺癌的因素包括以下几种。

(一)缺碘

缺碘一直被认为与甲状腺的肿瘤发生有关,但这种观点在人类始终未被证实。一些流行病学调查资料提示,甲状腺癌不仅在地方性甲状腺肿地区较多发,即使沿海高碘地区,亦较常发。地方性甲状腺肿地区所发生的多为甲状腺滤泡或部分为间变癌,而高碘地区则多为乳头状癌;同时在地方性甲状腺肿流行区,食物中碘的增加降低了甲状腺滤泡癌的发病率,但乳头状癌的发病却呈上升趋势,其致癌因素有待研究。

(二)放射线的影响

放射线致癌的机制被认为是放射线诱导细胞突变,并促使其生长,在亚致死量下可杀灭部分细胞而致减少 TSH 分泌,反馈到脑垂体的促甲状腺细胞,增加TSH 的产生,从而促进具有潜在恶性的细胞增殖、恶变。Winships 等(1961 年)收集的 562 例儿童甲状腺癌,其中 80% 过去曾有射线照射史,其后许多类似的报道相继出现。放射线作为致甲状腺癌的因素之一,已经广为接受。放射线致癌与放射方式有关,放射线致癌皆产生于 X 线外照射之后;从放疗到发病的时间不一,有报道最短为 2 年,最长 14 年,平均 8.5 年。

(三)家族因素

在一些甲状腺癌患者中,可见到一个家庭中一个以上成员同患甲状腺乳头状癌者,Stoffer 等报道,甲状腺乳头状癌家族中,3.5%~6.2% 同患甲状腺癌;而甲状腺髓样癌患者中,有 5%~10% 甚至 20% 有明显家族史,是常染色体显性遗传,多为双侧肿瘤。

(四)甲状腺癌与其他甲状腺疾病的关系

这方面尚难肯定。近年关于其他甲状腺病合并甲状腺癌的报道很多,据统计甲状腺腺瘤有 4%~17% 可以并发甲状腺癌;一些甲状腺增生性病变,如腺瘤样甲状腺肿和功能亢进性甲状腺肿,分别有约 5% 及 2% 合并甲状腺癌。另有报道,桥本甲状腺炎的甲状腺间质弥漫性局灶性淋巴细胞浸润超过 50% 的患者易伴发甲状腺乳头状癌。但甲状腺癌与甲状腺疾病是否有因果关系尚需进一步研究。

二、病理和临床表现

甲状腺癌按细胞来源可分为滤泡源性甲状腺癌和 C 细胞源性甲状腺癌两类。前者来自滤泡上皮细胞,包括乳头状癌、滤泡状癌和未分化癌等类型;后者来自滤泡旁(C)细胞,称甲状腺髓样癌。乳头状癌和滤泡状癌又可归于"分化性癌",与未分化癌相区别。不同类型的甲状腺癌,其生物学行为包括恶性程度、发展速度、转移规律和最终预后等有较大差别,且病理变化和临床联系密切。

(一)乳头状癌

1.病理

乳头状癌为甲状腺癌中最常见类型,一般占总数的 75％。此外,作为隐性癌,在尸检中屡被发现,一般占尸检的 6％～13％,表明一定数量的病变,可较长时期保持隐性状态,而不发展为临床癌。乳头状癌根据癌瘤大小、浸润程度,分隐匿型、腺内型和腺外型三大类型。

小的隐匿型(直径≤1 cm),病变局限,质坚硬,呈显著浸润常伴有纤维化,状似"星状瘢痕",故又称为隐匿硬化型癌,常在其他良性甲状腺疾病手术时偶尔发现。

大的直径可超过 10 cm,质硬或囊性感,肿瘤呈实质性时,切面粗糙、颗粒状,灰白色,几乎无包膜,约半数以上可见钙化的砂粒体。镜下癌组织由乳头状结构组成,乳头一般皆细长,常见三级以上分支,有时亦可粗大,间质水肿。乳头的中心为纤维血管束,覆盖紧密排列的单层或复层立方或低柱状上皮细胞。细胞大小不均匀,核间变一般不甚明显。

乳头状癌最重要的亚型是乳头状微小癌、滤泡状癌及弥漫性硬化型癌。新近的 WHO 分型,将乳头状微小癌代替隐匿型癌。该型指肿瘤直径<1 cm。其预后好,很少发生远处转移。

对甲状腺乳头状癌的病理组织学诊断标准,近年已基本取得一致意见,即乳头状癌病理组织中,虽常伴有滤泡癌成分,有时甚至占较大比重,但只要查见浸润性生长且有磨砂玻璃样核的乳头状癌结构,不论其所占成分多少,均应诊断为乳头状癌。

2.临床表现

甲状腺乳头状癌,好发于 20～40 岁,儿童及青年人常见,女性发病率明显高于男性。70％儿童甲状腺癌及 50％以上成人甲状腺癌均属此型。肿瘤多为单发,亦有多发,不少病例与良性肿瘤难以区别,无症状,病程长,发展慢。肿瘤质硬,不规则,表面不光滑,边界欠清,活动度较差。呈腺内播散而成多发灶者占20％～80％。淋巴转移为其特点,颈淋巴结转移率为 50％～70％,而且往往较长时间局限于区域淋巴结系统。病程后期可发生血行转移。肺和其他远处转移少于 5％。有时颈淋巴结转移可作为首发症状。由于生长缓慢,早期常可无症状,若癌组织侵犯周围组织,则出现声音嘶哑、呼吸困难、吞咽不适等症状。

(二)滤泡状癌

1.病理

滤泡状癌占全部甲状腺癌的11.6%～15%,占高分化癌中第二位。大体形态上,当局部侵犯不明显时,多不易与甲状腺腺瘤区别。瘤体大小不一,圆形或椭圆形,分叶或结节状,切面呈肉样、褐红色,常被结缔组织分隔成大小不一的小叶。中心区常呈纤维化或钙化。较大的肿瘤常合并出血、坏死或静脉内癌栓。

镜下本型以滤泡状结构为其主要组织学特征,瘤细胞仅轻或中度间变,无乳头状形成,无淀粉样物。癌细胞形成滤泡状或腺管状,有时呈片状。最近,世界卫生组织病理分类将胞浆内充满嗜酸性红染颗粒的嗜酸性粒细胞癌亦归入滤泡癌中。

滤泡状癌多见于中老年女性,病程长,生长慢,颈部淋巴转移较少。而较早出现血行转移,预后较乳头状癌差。

2.临床表现

此癌40～60岁多见。与乳头癌相比,男性患病相对较多,男与女之比为1:2,患病年龄以年龄较大者相对为多。一般病程较长,生长缓慢,少数近期生长较快,常缺乏明显的局部恶性表现,肿块直径一般为数厘米或更大,多为单发,少数可为多发或双侧,实性,硬韧,边界不清,较少发生淋巴结转移,血行转移相对较多,主要转移至肺,其次为骨。

(三)甲状腺髓样癌

在胚胎学上甲状腺滤泡旁细胞与甲状腺不是同源的。甲状腺髓样癌起源于甲状腺滤泡旁细胞,故又称滤泡旁细胞癌或C细胞癌,可分泌降钙素,产生淀粉样物质,也可分泌其他具有生物活性物质,如前列腺素、5-HT、促肾上腺皮质激素、组胺酶等。

甲状腺髓样癌分为散发型(80%～90%)、家族型(8%～14%)及多发性内分泌瘤(少于10%)三种。甲状腺髓样癌可以通过常染色体显性遗传发展为不同的类型。甲状腺髓样癌是甲状腺癌的一个重要类型,较少见,恶性度中等,存活率小于乳头状瘤,而远大于未分化癌。早期诊断、治疗可改善预后,甚至可以治愈。甲状腺髓样癌的发病率占甲状腺癌的3%～10%,女性较多,中位年龄在38岁左右,其中散发型年龄在50岁,家族型年龄较轻,一般不超过20岁。

其发病机制、病理表现及临床表现均不同于一般甲状腺癌,独成一型。

1.病理

瘤体一般呈圆形或卵圆形,边界清楚,质硬或呈不规则形,伴周围甲状腺实质浸润,切面灰白色、浅色、淡红色,可伴有出血、坏死、纤维化及钙化,肿瘤直径平均 3～4 cm,小至数毫米,大至10 cm。镜下癌细胞多排列成实体性肿瘤,偶见滤泡,不含胶样物质。癌细胞呈圆形或多边形,体积稍大,大小较一致,间质有多少不等的淀粉样物质,番红花及刚果红染色皆阳性。淀粉样物质为肿瘤细胞产生的降钙素沉积,间质还可有钙沉积,似砂粒体,还有少量浆细胞和淋巴细胞,常见侵犯包膜和气管。在家族性甲状腺髓样癌中,总是呈现双侧肿瘤且呈多中心,大小变化很大,肿瘤具有分布在甲状腺中上部的特点。在散发性甲状腺髓样癌中一般局限于一叶,双侧多中心分布者低于 5%。

2.临床表现

所有的散发型甲状腺髓样癌及多数家族型甲状腺髓样癌都有临床症状和体征。通常甲状腺髓样癌表现为颈部肿块,70%～80%的散发型患者,因触及无痛性甲状腺结节而发现,近 10%可侵及周围组织出现声嘶、呼吸困难和吞咽困难。临床上男女发病率大致相仿。家族型为一种常染色体显性遗传性疾病,属多发性内分泌肿瘤Ⅱ型(MEN-Ⅱ),它又分为Ⅱa 型和Ⅱb 型,占10%～15%,发病多在 30 岁左右,往往累及两侧甲状腺。临床上大多数为散发型,发病在 40 岁以后,常累及一侧甲状腺。MTC 恶性程度介于分化型癌与未分化型癌之间,早期就发生淋巴结转移。临床上,MTC 常以甲状腺肿块和淋巴结肿大就诊,由于MTC 产生的 5-HT 和前列腺素的影响,约 1/3 患者可发生腹泻和面部潮红的类癌综合征。本病可合并肾上腺嗜铬细胞瘤,多发性唇黏膜神经瘤和甲状腺瘤等疾病。有 B 型多发性内分泌瘤(MEN-Ⅱ)和髓样癌家族史患者,不管触及甲状腺结节与否,应及时检测基础的五肽胃泌素激发反应时血清降钙素水平,以早期发现本病,明显升高时常强烈提示本病存在。此外,甲状腺结节患者伴 CEA 水平明显升高,也应考虑此病存在可能,甲状腺结节细针穿刺活检或淋巴结活检常可作出明确诊断。

(四)甲状腺未分化癌

未分化癌为甲状腺癌中恶性程度最高的一种,较少见,占全部甲状腺癌的5%～14%,主要是指大细胞癌、小细胞癌和其他类型癌(鳞状细胞癌、巨细胞癌、腺样囊性癌、黏液腺癌及分化不良的乳头状癌、滤泡状癌等)。未分化癌以老年患者居多,中位年龄为 60 岁,女性中常见的是小细胞弥漫型,男性常是大细胞型。

1.病理

未分化癌生长迅速,往往早期侵犯周围组织。肉眼观癌肿无包膜,切面呈肉色、苍白,并有出血、坏死。镜下组织学检查未分化癌可分为大细胞型及小细胞型两种。前者主要由巨细胞组成,但有梭形细胞,巨细胞体积大,奇形怪状,核大、核分裂多;后者由圆形或椭圆形小细胞组成,体积小,胞浆少、核深染、核分裂多见。有资料提示表明,有的未分化癌中尚可见残留的形似乳头状或滤泡状的结构,提示这些分化型的甲状腺癌可能转变为未分化癌,小细胞型分化癌与恶性淋巴瘤在组织学上易发生混淆,可通过免疫过氧化酶染色作出鉴别。

2.临床表现

该病发病前常有甲状腺肿或甲状腺结节多年,在巨细胞癌此种表现尤为明显。肿块可于短期内急骤增大,发展迅速,形成双侧弥漫性甲状腺巨大肿块,质硬、固定、边界不清,往往伴有疼痛、呼吸或吞咽困难,早期即可出现淋巴结转移及血行播散。细针吸取细胞学检查可作出诊断,但需不同位置穿刺,因癌灶坏死、出血及水肿会造成假阴性。

三、诊断

声嘶、吞咽困难、哮喘、呼吸困难和疼痛是常见的症状。甲状腺癌的诊断是一个困难而复杂的问题,临床上甲状腺癌多以甲状腺结节为主要表现,而甲状腺多种良性疾病亦表现为甲状腺结节,两者之间无绝对的分界线。对一个甲状腺结节患者,在诊断的同时始终存在着鉴别诊断的问题,首先要确定它是非癌性的甲状腺结节、慢性甲状腺炎或良性腺瘤,还是甲状腺癌;其次由于不同的甲状腺癌、同种甲状腺癌的不同分期其治疗方法及预后差异很大,诊断时还要决定它是哪种甲状腺癌及它的病期(包括局部生长情况、淋巴结转移范围和有无远处转移)。由于目前所具备的辅助检查绝大多为影像学范围,对甲状腺癌的诊断并无绝对的诊断价值,而细胞组织学检查虽有较高的诊断符合率,但患者要遭受一定的痛苦,且因病理取材、检验师的实践经验等影响,存在一定的假阴性。故而,常规的询问病史、体格检查更显出其重要性。通过详细地询问病史、仔细体检获得一个初步的诊断,再结合必要的辅助检查以取得进一步的佐证是诊断甲状腺癌的正确思路。

(一)诊断要点

1.临床表现

患者有甲状腺结节性肿大病史,如有下述几点临床表现者,应考虑甲状腺癌的可能:①肿块突然迅速增大变硬。②颈部因其他疾病而行放射治疗者,尤其是青少年。③甲状腺结节质地硬、不平、固定、边界不清、活动差。④有颈部淋巴结肿大或其他组织转移。⑤有声音嘶哑、呼吸困难、吞咽障碍。⑥长期水样腹泻、面色潮红、伴其他内分泌肿瘤。

2.辅助检查

进一步明确结节的性质可行下列检查。

(1)B超检查:应列为首选。B超探测来区别结节的囊性或实性。实性结节形态不规则、钙化、结节内血流信号丰富等则恶性可能更大。

(2)核素扫描:对实性结节,应常规行核素扫描检查,如果为冷结节,则有10%～20%可能为癌肿。

(3)X线检查(包括 CT、MRI):主要用于甲状腺癌转移的发现、定位和诊断。在甲状腺内发现砂粒样钙化灶,则提示有恶性的可能。

(4)针吸细胞学检查:诊断正确率为 60% 以上,但最终确诊应由病理切片检查来决定。

(5)血清甲状腺球蛋白测定:采用放射免疫法测定血清中甲状腺球蛋白(Tg),在分化型腺癌其水平明显增高。

实际上,部分甲状腺结节虽经种种方法检查,仍无法确定其良恶性,需定期随访、反复检查,必要时可行手术探查,术中行快速冰冻病理学检查。

(二)甲状腺癌的临床分期

甲状腺癌的临床分期以往较杂,现统一采用国际抗癌学会关于甲状腺癌的TNM 临床分类法,标准如下。

1.T——原发癌肿

T_0:甲状腺内无肿块触及。

T_1:甲状腺内有单个结节,腺体本身不变形,结节活动不受限制,同位素扫描甲腺内有缺损。

T_2:甲状腺内有多个结节,腺体本身变形,腺体活动不受限制。

T_3:甲状腺内肿块穿透甲状腺包膜,固定或侵及周围组织。

2.N——区域淋巴结

N_0:区域淋巴结未触及。

N_1:同侧颈淋巴结肿大,能活动。

N_{1a}:临床上认为肿大淋巴结不是转移。

N_{1b}:临床上认为肿大淋巴结是转移。

N_2:双侧或对侧淋巴结肿大,能活动。

N_{2a}:临床上认为肿大淋巴结不是转移。

N_{2b}:临床上认为肿大淋巴结是转移。

N_3:淋巴结肿大已固定不动。

3.M——远处转移

M_0:远处无转移。

M_1:远处有转移。

根据原发癌肿、淋巴结转移和远处转移情况,临床上常把甲状腺癌分为四期。

Ⅰ期:$T_{0\sim2}N_0M_0$(甲状腺内仅一个孤立结节)。

Ⅱ期:$T_{0\sim2}N_{0\sim2}M_0$(甲状腺内有肿块,颈淋巴结已肿大)。

Ⅲ期:$T_3N_3M_0$(甲状腺和颈淋巴结已经固定)。

Ⅳ期:$T_4N_3M_1$(甲状腺癌合并远处转移)。

四、治疗

甲状腺癌除未分化癌外,主要的治疗手段是外科手术。其他,如放射治疗、化学治疗、内分泌治疗和中医中药治疗等,仅是辅助性治疗措施。

(一)手术治疗

1.乳头状腺癌

手术切除是最佳方案。手术是分化型甲状腺癌的基本治疗方法,术后辅助应用核素,甲状腺素及外照射等综合治疗。手术能根治性切除原发灶和转移灶,达到治愈目的。甲状腺乳头状腺癌为临床上最常见的高分化型腺癌,具有恶性程度低、颈淋巴结转移率高等特点,在根治性切除的原则下,应兼顾功能与美观。手术治疗包括3个方面。

(1)原发灶切除范围:目前尚存在争论,主要是行甲状腺全切除或腺叶加峡部切除。

主张全切除的主要理由:①对侧多中心或微小转移灶为 20%～80%,全切除可消除潜在复发。②有利于术后放射性碘检测复发或转移灶并及时治疗。③全切除可避免 1%高分化癌转变为未分化癌。④全切除可增加甲状腺球蛋白检测复发或转移灶的敏感性。

持反对观点者认为,全切除会增加手术后并发症,喉返神经损伤及甲状腺功能减退发生率为 23%～29%,其次对侧微小转移灶,可长期处于隐匿状态,未必发展成临床肿瘤,一旦复发再切除也不影响预后。

目前多数学者认为,病灶限于腺叶内,对侧甲状腺检查无异常,行患侧腺叶、峡部加对侧次全切除,疗效与全切除术差不多,而术后并发症明显减少,是比较合理的术式。这种术式优点是可以避免因全甲状腺切除后所引起的永久性甲状腺功能减退的后遗症,又可减少或避免喉返神经及甲状旁腺损伤机会。如术中探查患侧腺叶已累及对侧或双侧腺叶均存在病灶,则改行甲状腺全切除术。Sarde 等报道,采用甲状腺近全切除术,喉返神经及甲状旁腺损伤发生率明显降低至 4% 和 3.2%,或许是取代全切除术的一种较好的术式。

(2)颈淋巴结切除:乳头状腺癌颈淋巴结转移率为 50%～70%。淋巴结转移是否影响预后曾有不同看法。甲状腺癌协作组大宗病例表明,淋巴结转移影响预后。颈淋巴结阳性的患者行颈淋巴结清扫术已达成共识。以往很多学者主张包括原发灶在内的经典式颈淋巴结清扫,曾作为根治性手术的一个重要组成部分,通过实践目前已被改良或功能性颈清扫术所取代。因这种手术同样能达到治疗目的,且能兼顾功能与美容,特别为年轻女子所乐于接受。但胸锁乳突肌、副神经和颈内静脉三者究竟能保留多少,则需视肿瘤大小、局部浸润和淋巴结转移等情况而定。颈淋巴结的清扫范围主要包括气管旁(气管食管沟及胸骨柄上区)及颈内静脉区淋巴结链。对乳头状腺癌无淋巴结转移的患者,预防性颈淋巴结清扫并不能改善预后,国内外多数学者均不主张采用。

近年来大宗回顾性研究资料提示,预防性颈淋巴结清扫组和对照组的预后无明显差异,甲状腺乳头状癌的淋巴结转移趋向局限在淋巴结内,即使以后发现淋巴结肿大时再手术,也不影响预后。

(3)对局部严重累及的乳头状癌的处理:有些乳头状癌局部浸润广泛,可累及气管、食管、喉返神经、双侧颈内静脉等。如患者全身情况允许,应争取行扩大手术。如双侧喉返神经受侵,可将入喉端找出与迷走神经中的喉返束直接吻合,效果良好。如气管侵累,要根据侵累范围,行全喉或部分气管切除修补。一侧颈内静脉受累,可予以切除;若双侧受累、确实无法保留,则一侧颈内静脉切除后行静脉移植,也可采用保留双侧颈外静脉代替颈内静脉回流。如果 CT 或 MRI 证实上纵隔有肿大淋巴结,也可将胸骨劈开至第二肋间平面,显露上纵隔再沿颈内静脉向下解剖,把部分胸腺和纵隔淋巴结一并切除,有时癌肿和气管固定,或累及食管肌层,只要未破坏气管壁和侵入食管腔内,可将癌肿从气管前筋膜下钝性剥离,并将食管肌层切除,仍可取得满意效果。

2.滤泡性腺癌

原发癌的治疗原则基本上同乳头状癌,颈淋巴结的处理与乳头状癌不同,因本型甚少发生淋巴结转移,所以除临床上已出现颈淋巴结转移时需行颈淋巴结清除术外,一般不做选择性颈清术。

3.髓样癌

MTC对放疗和化疗均不敏感,主要用外科治疗。彻底手术是一种行之有效的办法,不少患者可因此治愈。采取甲状腺全切除,加淋巴结清扫术,但散发性甲状腺髓样癌也可根据探查情况行患侧腺叶加峡部切除。由于髓样癌隐匿性淋巴结转移癌发生率较高,即使无淋巴结转移也应做根治性颈淋巴结清扫;至于采取传统性或功能性颈清扫术,需视病灶及淋巴结浸润和转移程度而定。术中同时探查甲状旁腺,肿大时应予切除。术前发现合并嗜铬细胞瘤者,应先行肾上腺切除,否则术中会继发高血压,影响手术顺利进行,术后应定期复查血清降钙素、癌胚抗原,并做胸部X线片、CT、MRI等检查以早期发现颈部、前纵隔淋巴结和其他脏器的复发或转移。

4.未分化癌

由于恶性程度高,就诊时多属晚期,已无手术指证,近年也采用手术、化疗、放疗等联合治疗本病。目前在延长存活率上尚无明显改善。但对局部控制癌肿还是有效的,可以降低死于局部压迫或窒息的危险。

(二)外放射治疗

不同病理类型的甲状腺癌放射治疗的敏感度不同,其中尤以未分化癌最为敏感,而其他类型癌较差。未分化癌由于早期既有广泛浸润或转移,手术治疗很难达到良好的疗效,因而放射治疗为其主要的治疗方法。即使少数未分化癌患者做手术治疗,也仅可达到使肿瘤减量的目的,手术后仍可继续放射治疗,否则复发率较高。部分有气管阻塞的患者,只要条件允许,仍可行放射治疗。分化型腺癌首选手术根治而无须放疗。对无法完全切除的髓样癌,术后可行放疗,虽然本病放疗不甚敏感,但放射治疗后,肿瘤仍可缓慢退缩,使病情得到缓解,有的甚至完全消除。甲状腺癌发生骨转移并不多见,局部疼痛剧烈,尤其在夜间。放射治疗可迅速缓解其症状,提高患者生活质量。

(三)放射性碘治疗

手术后应用放射性碘治疗可降低复发率,但不延长生命。应用放射性碘治疗甲状腺癌,其疗效完全视癌细胞摄取放射性碘的多少而定;而癌细胞摄取放射性碘的多少,多与其分化程度成正比。未分化癌已失去甲状腺细胞的构造和性质,摄取放射性碘量极少,因此疗效不良;对髓样癌,放射性碘也无效;分化程度高的乳头状腺癌和滤泡状腺癌,摄取放射性碘量较高,疗效较好;特别适用于手术后 45 岁以上的高危患者、多发性乳头状腺癌癌灶、包膜有明显侵犯的滤泡状腺癌及已有远处转移者。

如果已有远处转移,对局部可以全部切除的腺体,不但应将患者的腺体全部切除,颈淋巴结亦应加以清除,同时还应切除健叶的全部腺体。这样才可用放射性碘来治疗远处转移。腺癌的远处转移,只能在切除全部甲状腺后才能摄取放射性碘。但如果远处转移摄取放射性碘极微,则在切除全部甲状腺后,由于垂体前叶促甲状腺激素的分泌增多,反而促使远处转移的迅速发展。对这种试用放射性碘无效的病例,应早期给予足够量的甲状腺素片,远处转移可因此缩小,至少不再继续迅速发展。

(四)内分泌治疗

分化型甲状腺癌做次全、全切除者应该口服甲状腺素,以防甲状腺功能减退及抑制 TSH。乳头状和滤泡状癌均有 TSH 受体,TSH 通过其受体能影响分泌型甲状腺癌的功能及生长,一般剂量掌握在保持 TSH 低水平,但以不引起甲亢为宜。一般用甲状腺片每天 $80\sim120$ mg,也可选用左甲状腺素片每天 $100\ \mu g$,并定期检测血浆 T_3、T_4、TSH,以此调整用药剂量。甲状腺癌对激素的依赖现象早已被人们认识。某些分化性的甲状腺癌可受 TSH 的刺激而生长,故 TSH 可促使残留甲状腺增生、恶变,抑制 TSH 的产生,可减少甲状腺癌的复发率。任何甲状腺癌均应长期用抑制剂量的甲状腺素作维持治疗。对分化好的甲状腺癌尤为适用,其可达到预防复发的效果。即使是晚期分化型甲状腺癌,应用甲状腺素治疗,也可使病情有所缓解,甚至在治疗后病变消退。

(五)化学治疗

近年来化学治疗的疗效有显著提高。但至今尚缺少治疗甲状腺癌的有效药物,故而化疗的效果尚不够理想。目前临床上主要用化疗治疗复发者和病情迅速进展的病例。对分化差或未分化的甲状腺癌,尚可选作术后的辅助治疗。曾用于甲状腺癌的单药有多柔比星(阿霉素)、放线菌素 D(更生霉素)、甲氨蝶呤等。单药治疗的效果较差,故现常采用联合化疗,以求提高疗效。

五、预后

甲状腺癌的生物学行为存在巨大差异,发展迅速的低分化癌,侵袭性强,可短期致人死亡,而发展缓慢的高分化癌患者往往可长期带瘤生存。高分化型甲状腺癌,特别是乳头状癌术后预后良好,弥漫性硬化型乳头状癌预后较差,有时呈侵袭性。因此不能认为甲状腺乳头状癌的临床过程总是缓和的,各种亚型的组织学特点不同,其生物学特性有显著差异。对甲状腺癌预后的判断,常采用年龄、组织学分级、侵犯程度(即肿瘤分期)和大小分类方法及其他预测肿瘤生物学行为的指标。①癌瘤对放射性碘摄取能力:乳头状、滤泡状或乳头滤泡混合型癌能摄取碘者比不能摄取的预后要好。②腺苷酸环化酶对 TSH 有强反应的癌其预后似较低反应者好。③癌瘤 DNA 呈双倍体比异倍体预后要好。④癌瘤细胞膜表皮生长因子(EGF)受体结合 EGF 的量越高,预后越差。

第五章

甲状旁腺疾病

第一节 甲状旁腺功能减退症

一、概述

甲状旁腺功能减退症（甲旁减）是由于血中甲状旁腺激素（PTH）缺乏或PTH不能充分发挥其生物效应所致。主要改变是骨吸收障碍，骨钙释放受阻，肾小管重吸收钙减少，因而尿钙排出增多；同时肠道吸收钙也减少，最终导致血钙降低。甲状旁腺至靶组织细胞之间任何一个环节的缺陷，均可引起甲状旁腺功能减退。根据病理生理分为血清免疫活性 PTH（iPTH）减少、正常和增多性甲状旁腺功能减退症。临床上也可分为继发性、特发性和假性甲状旁腺功能减退症，其中以继发性甲状旁腺功能减退症较为常见，最多见者为甲状腺手术时误伤甲状旁腺所致；也可因甲状旁腺增生，手术切除腺体过多引起本病；因甲状腺功能亢进而作放射性碘治疗，或恶性肿瘤转移至甲状旁腺而导致本病者较少见。特发性甲状旁腺功能减退症属自身免疫病，可单独存在，也可与其他内分泌腺功能减退合并存在。假性甲状旁腺功能减退症少见，详见后节。

二、诊断依据

(一)病史

(1)由甲状腺或甲状旁腺手术引起者，一般起病较急，常于术后数天内发病，少数也可于术后数月开始逐渐起病。

(2)特发性者以儿童常见，也可见于成人。

(3)症状的轻重取决于低血钙的程度与持续时间。①神经肌肉应激性增加的表现：早期可仅有感觉异常、四肢麻木、刺痛和手足僵硬。当血钙明显下降（血总钙<1.80 mmol/L)时,常可出现典型的手足搐搦。发作时先有口周、四肢麻木和刺痛,继之手足僵硬,呈双侧对称性手腕及掌指关节屈曲,指间关节伸直,拇指内收,其余四指并拢呈鹰爪状;此时,双足常呈强直性伸展,足背呈弓形;严重时可累及全身骨骼肌和平滑肌,发生喉痉挛、支气管痉挛,甚至呼吸困难、发绀及窒息等。如累及心肌可发生心动过速等。②患者发作时可表现为精神异常如兴奋、焦虑、恐惧、烦躁不安,幻想、妄想和定向力失常等。慢性发作的患者,常有记忆力及智力减退。③除以上典型的发作表现外,部分患者可表现为局灶性癫痫发作,或类似癫痫大发作,甚至也可发展为癫痫持续状态。也有部分患者表现为舞蹈症。④发作常因寒冷,过劳、情绪激动等因素而诱发,女性在月经前后也易发作。

(二)查体

(1)病程较长者,多可发现皮肤粗糙、色素沉着,毛发脱落,指(趾)甲脆裂等改变。仔细检查眼晶状体,可发现不同程度白内障。小儿患者多有牙齿钙化不全、牙釉质发育不良,生长发育障碍,贫血等。

(2)神经肌肉应激性增高,常用下述方法检查。①面神经叩击试验(佛斯特征):检查者用中指弹击耳前面神经外表皮肤,可引起同侧口角、鼻翼抽动,重者同侧面肌亦可有抽动(弹击点应为自耳垂至同侧口角连线的外 1/3 与内 2/3 交界点);②束臂加压试验(陶瑟征):将血压计袖带包绕于上臂,将血压计气囊充气,使血压维持在收缩压与舒张压之间 2～3 分钟,同侧出现手搐搦为阳性。上述试验有助于发现隐性搐搦。

(三)实验室及辅助检查

(1)血清钙降低,总钙<1.8 mmol/L,血清游离钙≤0.95 mmol/L,可出现症状。

(2)多数患者血清无机磷增高,可达 1.94 mmol/L,不典型的早期病例,血磷可以正常。

(3)血清碱性磷酸酶正常或稍低。

(4)血清免疫活性 PTH(iPTH)浓度,多数低于正常,也可在正常范围。

(5)尿钙、磷均下降。

(6)尿 cAMP 和羟脯氨酸减少。

(7)心电图检查:可呈现 Q-T 间期延长,T 波异常等低血钙表现。

(8)脑电图检查:表现为阵发性慢波,单个或多数极慢波。过度换气常可诱发异常脑电波。发作间歇期脑电图也可正常。

(9)X线检查:头颅 X 线片或 CT,可见基底节钙化,骨质也较正常致密。骨骼 X 线片可见骨密度增加,牙周硬板加宽和长骨骨膜下新骨形成。

三、防治

(一)手术操作应仔细

当进行甲状腺、甲状旁腺或颈部其他手术时,应细致操作,避免切除或损伤甲状旁腺及血运,防治甲旁减的发生。

(二)搐搦发作时的处理

立即静脉注射 10%葡萄糖酸钙 10 mL,每天 1～3 次。对有脑损伤、喉痉挛、惊厥的严重患者,可在静脉注射后采用 10%葡萄糖酸钙 60～70 mL,加入 5%～10%葡萄糖液 500～1 000 mL 中,静脉滴注维持。如搐搦发作仍频繁,可辅以镇静剂、苯妥英钠等。

如属于术后暂时性甲旁减,一般在数天或 1～2 周可渐恢复,只需补钙,不需过早补充维生素 D 制剂。如症状持续 1 月以上且血钙低,则考虑为永久性甲旁减,需补充维生素 D。

(三)间歇期的处理

1.饮食
高钙、低磷饮食。

2.钙剂应长期口服
以元素钙为标准,每天需 1.0～1.58 μg,如葡萄糖酸钙、乳酸钙、氯化钙和碳酸钙中分别含元素钙 9%、13%、27% 和 40%。氯化钙对胃的刺激性大,应加水稀释后服。碳酸钙在小肠内转换为可溶性钙后方可吸收,易导致便秘。钙剂宜每天分 3～4 次咬碎后服下。

3.维生素 D 及其衍生物
维生素 D_2 5 万～10 万 IU/d 或维生素 D_3 30 万 IU 肌内注射,1/2～1 个月注射 1 次;也可用双氢速甾醇(AT10),每毫升含 1.25 mg,每天 1 次,口服,以后渐增,每周根据血、尿钙调整,当血钙达 2.0 mmol/L 即不再增加。其作用较维生素 D_2 或 D_3 强,一般从小剂量开始,如 0.3 mg/d。如效果仍不佳,血钙仍低可用 $1,25(OH)_2D_3$(骨化三醇)0.25 μg,每 2 天加 0.25 μg,最大可用至 1.0 μg/d。上述维生素 D 制剂过量,均可引起高钙血症,导致结石及异位钙化,故在用药期间应每月或定期复查血钙、磷及尿钙,调整药量维持血钙在 2～2.5 mmol/L 为宜。

4.氯噻酮

每天 50 mg,口服,配合低盐饮食,可减少尿钙排出,提高血钙水平。

5.其他

血磷过高者,应辅以低磷饮食,或短期用氢氧化铝 1.0 g,每天 3 次,口服。少数患者经上述治疗后血钙正常,但仍有搐搦发作,应疑及同时有低镁血症的可能,经血镁测定证实后可肌内注射 25%硫酸镁 5 mL,每天 2 次,必要时也可用 50%硫酸镁 10 mL,加入 5%葡萄糖盐水 500 mL 中,静脉滴注。需注意监测血镁,以防过量。

6.甲状旁腺移植

近年有报告采用同种异体或胎儿甲状旁腺移植治疗本症,并于近期取得一定疗效,但其远期疗效尚需进一步研究。

第二节 假性甲状旁腺功能减退症

一、概述

假性甲状旁腺功能减退症(简称假性甲旁减)临床较少见,其特点在于甲状旁腺功能减退并非甲状旁腺激素(PTH)缺乏,而是靶器官(骨和肾)对 PTH 作用缺乏反应,或者是由于 PTH 前体转变为活性 PTH 过程发生障碍所致。有低血钙、高血磷、血中免疫活性 PTH(iPTH)水平高于正常。此症多为 X 染色体伴性显性遗传,也可能为常染色体显性或隐性遗传。

二、临床分型

临床可见假性甲旁减 I 型、假性甲旁减 II 型和假性甲旁减伴亢进症 3 型。此三型均具有:①遗传缺陷所导致的体态异常,如身材矮粗、体胖脸圆、颈短斜视、桡骨弯曲、短指(趾)与掌骨(跖)畸形(多见于第 4、5 掌骨或跖骨),还可有智力低下、软组织钙化,味觉与嗅觉不良等;②周围靶器官(骨和肾)对 PTH 完全或部分缺乏反应,导致甲状旁腺组织代偿性增生、肥大;③PTH 分泌增多,血中 iPTH 浓度增高。但 3 型的发生机理不完全相同,分述于下。

(一)假性甲旁减 I 型

此型患者的缺陷主要为靶器官(骨和肾)细胞膜受体功能缺陷,不能产生

cAMP 致使对 PTH 完全无反应。此型具有与真性甲旁减相同的生化改变，即使滴注外源性 PTH 也不能提高血钙，不增加尿羟脯氨酸和尿磷排出。

（二）假性甲旁减Ⅱ型

此型更少见，患者的缺陷主要在于靶组织细胞对 cAMP 无反应。滴注外源性 PTH 时尿 cAMP 增加，但尿磷排出不增加或增加幅度很小，仅于滴注外源性 PTH 的同时滴注钙，才有尿磷排出增多的反应。

（三）假性甲旁减伴亢进症

此型又称假性甲旁减伴纤维囊性骨炎。此型的缺陷在于靶组织对 PTH 不完全性无反应，即肾脏无反应，而骨骼仍有反应。由于 PTH 不能引起肾脏排磷，故有高血磷、低血钙；而骨对 PTH 有反应，仍可发生纤维囊性骨炎。

三、治疗

假性甲旁减治疗的目的是纠正血生化异常，以减少代偿性 PTH 分泌增多。治疗措施与特发性甲旁减相同。但所需钙剂及维生素 D 剂量都较小，大多数需加服维生素 D 1 万～5 万 IU/d，部分病例单用钙剂即可。治疗后血、尿钙及磷正常的患者，血 iPTH 逐渐降低至正常。经长期治疗增生肥大的甲状旁腺也渐缩小。

第三节　钙受体病与甲状旁腺素抵抗综合征

钙受体（calcium receptor，CaR）又称钙感受器或钙感受器受体，是一种以细胞外液钙离子为配体的受体蛋白。由于 CaR 是一种细胞外液钙离子浓度信号（相当于循环内分泌激素）的受体，CaR 病主要包括由于 CaR 基因突变所致的一组临床疾病，如家族性低尿钙性高钙血症、新生儿重症甲旁亢、遗传性高尿钙性低钙血症；PTH 抵抗综合征主要包括假性甲旁减和假-假性甲旁减。

一、家族性低尿钙性高钙血症和新生儿重症甲旁亢

家族性低尿钙性高钙血症（familial hypocalciuric hypercalcemia，FHH）和新生儿重症甲旁亢（neonatal severe hyperparathyroidism，NSHPT）的病因与 CaR 功能障碍有关。FHH 为常染色体显性或隐性遗传性疾病，其遗传缺陷是 CaR 发生突变或缺失。由于 CaR 结构与功能发生障碍，细胞外液中的 Ca^{2+} 变化不能通过 CaR 调节 PTH 的合成和分泌，从而导致 PTH 对钙浓度变化失敏或无反

应。这些患者常有高钙血症,伴轻度高镁血症,血 PTH 正常或轻度升高,尿钙排出量低(尿 Ca^{2+}/尿肌酐清除率比值<0.01,尿钙<2.5 mmol/24 h),CT 和维生素 D_3 正常,且无临床症状。患者常伴软骨钙化和急性胰腺炎等并发症。有的病例可伴有遗传性间质性肺病。NSHPT 多表现为严重高钙血症,骨矿化不良,多发性骨折和骨畸形。由于 FHH 患者的后代常有 SNHPT 表现,所以一般认为,NSHPT 是 FHH 纯合子的一种表现型。现已发现的突变类型主要为胞膜外区的错义突变(如天冬氨酸和谷氨酸位点)。由于分子结构变化,钙结合位点减少或亲和力下降,导致细胞外 Ca^{2+} 的"调定点"右移,Ca^{2+} 浓度调定点升高,肾小管钙重吸收显著增加,血钙升高,尿钙减少。肾小管重吸收钙增加是 FHH 的重要特征,也是导致血钙升高和尿钙下降的重要原因,但其发病机制未明。肾小管上皮细胞膜的 CaR 突变使细胞外液 Ca^{2+} 浓度上升,肾曲小管腔内钙不断被过度重吸收。也有部分病例的病情较轻,常具有自限性,呈散发性分布。此外,影响 NSHPT 表现型的因素很多,例如,突变基因量、突变的部位和严重性、宫内时期的细胞外钙浓度(如母亲为高钙血症,患儿的病情相对较轻)、骨和肾对过量 PTH 刺激的敏感性等。因此,FHH(CaR 基因突变杂合子表现型)和 NSHPT (CaR 基因突变纯合子表现型)事实上同为 CaR 缺陷性代谢性骨病,在这种疾病谱中,临床表现可轻可重,具有自限性,轻者无症状,而重者可出现致命性高钙血症与肾损害不等。本病主要依赖 CaR 基因突变分析确立诊断。FHH 和 NSHPT 可表现为弥漫性甲状旁腺增生或甲状旁腺腺瘤,一般不会发生癌变。如为腺瘤,瘤外的甲状旁腺组织仍增生,手术切除后病情不见缓解为本综合征的另一特点。

血钙升高不明显者可用激发试验协助诊断。

本病治疗困难,手术切除增生甲状旁腺的效果亦差。术后常发生甲旁减。如血钙仍明显升高,需考虑做甲状旁腺次全切除。术后用口服钙剂和维生素 D 治疗以维持正常血钙。

二、遗传性高尿钙性低钙血症

对 13 个家族的遗传性低钙血症患者的调查结果表明,常染色体显性遗传性低钙血症患者存在有 CaR 基因的突变,多数患者无临床症状,部分有手足搐搦,多为自发性,主要发生于新生儿期和 3 岁以前儿童。

血钙下降(血总钙 1.5~2.0 mmol/L)伴低镁血症和高尿钙症,血 PTH 多正常。尿钙增多是由于 CaR 有激活性突变,肾小管 Ca^{2+} 的重吸收明显减少所致,患者的尿浓缩功能障碍。用维生素 D 治疗后,尿钙显著增多,甚至发生肾结石症和肾功能损害。停止维生素 D 治疗后,肾功能可恢复,但肾结石症无改善,重症患者有口渴和多尿。现已发现和鉴定了 10 余种钙感受器突变类型,突变点多位于胞膜外区。与 FHH 和 NSHPT 相反,这类基因突变使钙浓度的调定点左移(下降),CaR 的功能增强(兴奋型基因突变),在较低的细胞外液 Ca^{2+} 浓度条件下即兴奋三磷酸肌醇(IP3),抑制 PTH 分泌,导致低钙血症。本症应与甲旁减鉴别。前者用过量维生素 D 治疗易导致肾损害和肾结石症。

三、PTH 抵抗综合征

PTH 抵抗综合征是由于外周靶细胞对 PTH 有抵抗而导致的一种遗传性疾病,由 Albright 最早发现,又称为假性甲状旁腺功能减退症(pseudohypoparathyroidism,PSHP 或 PHP)。本病是一种先天性疾病,是常染色体或 X 性联遗传缺陷病。患者具有甲状旁腺功能低下低钙血症的生化特点;此外,尚有 4 个特点:①PTH 的靶组织对之不发生反应,PTH 分泌合成不是减少了,而使正常或代偿性增生;甲状旁腺不是萎缩或消失,常常是代偿性增生。②大部分患者是骨、肾对 PTH 无反应,部分患者只有骨或肾无反应。③患者常有躯体的先天发育异常,称为 Albright 遗传性骨病,其特点是侏儒、脸圆、粗短身材、拇指及第 4、5 掌骨或跖骨短矬及智力低。患者也可没有躯体畸形,常见皮下或颅内的软组织异位钙化。④注射有活性的 PTH 不能矫正血、尿钙磷的不正常。

(一)病理生理

PTH 对靶组织的作用需通过 PTH 受体-鸟嘌呤核苷酸结合蛋白(G 调节蛋白,GNBG)-腺苷酸环化酶(cAMP)系统进入靶组织内,再经蛋白激酶,底物磷酸化等程序才完成。因此,靶细胞内外的应答是肽激素发生效能的必要条件。由于应答过程中不同阶段的缺陷,假性甲旁减分为Ⅰ型和Ⅱ型。

1.假性甲旁减Ⅰ型

假性甲旁减Ⅰ型不能合成 cAMP,给以有活性的外源性 PTH 不能测出血尿中 cAMP 浓度升高,又分为Ⅰa 型和Ⅰb型。

(1)PHP Ⅰa 型:G 调节蛋白活性不足。G 调节蛋白也是多种肽激素发挥生理作用所依赖的,因此Ⅰa 型患者还常常伴有其他肽激素的靶器官不反应症,包括 TSH 不敏感(表现为甲状腺功能减退)、ACTH 不敏感(常无临床表现),以及 GnRH 不敏感(闭经)、ADH 不敏感(尿浓缩功能不佳或尿崩症)等。Ⅰa 型都有 Albright 遗传性骨病。

(2)PHP Ⅰb型:形态正常,没有遗传性骨病,只有对PTH抵抗。G调节蛋白正常,活性PTH不能引起cAMP增高,认为是PTH受体的缺陷。

2.假性甲旁减Ⅱ型

PTH作用于肾脏细胞可形成cAMP,但cAMP未能形成肾脏的排磷效应,因而有高磷血症和低钙血症。患者尿中cAMP常高于正常。患者无特殊体型,但有低血钙症所导致的手足搐搦和其他症状、体征,故与特发性甲旁减很相似。

假-假性甲旁减(PPHP)是一种遗传性疾病。多数认为是性连锁显性遗传,但亦有学者认为属于常染色体显性或隐性遗传。一个家族也可出现PHP与PPHP,因此认为PHP与PPHP有相同的发病机制,在一个广谱的症状群中有不同的表现。患者身材矮胖,圆面,短指(趾)畸形,皮下钙化斑与假性甲旁减相同。但是甲状旁腺功能检查均属正常,血/尿钙磷正常,对注射外源性PTH的反应与正常人反应亦相同。有的患者在随诊观察中或身体需要钙量增加时,血尿生化可转变成为真正的假性甲旁减表现。本病无需特殊治疗。只需随访血钙变化。因无低钙血症,故无需用维生素D或其衍生物及钙剂治疗。

(二)临床类型

不同靶器官对PTH的不反应性和程度都可以不同,其病理生理改变及临床也各异。

1.骨、肾都对PTH不发生反应型

该型是较多见而且典型的低血钙、高血磷,血尿中羟脯氨酸、骨钙素、钙磷镁都低。

2.肾对PTH不反应,而骨反应正常型

该型是PHP中的一种特殊类型,较少见。患者的肾脏对PTH无反应,排磷减少,因而有高磷血症。PTH亦不能使肾脏产生$1,25\text{-}(OH)_2D_3$,因而肠道吸收钙减少,导致低钙血症。低钙血症引起PTH分泌增加,引起纤维囊性骨炎,称为假性甲状旁腺功能减退-功能亢进症。是否有骨对PTH不反应,而肾反应正常,尚不完全确定,临床上也不易诊断。

(三)治疗

该病与甲旁减相似,低血钙的纠正较容易,用生理剂量或稍大剂量的维生素D或其活性代谢物可奏效。少部分患者增加钙摄入量,或使血循环中钙离子浓度稍高之后,即可通过提高靶细胞内钙离子浓度促成PTH发挥生理效能。假性甲旁减Ⅰa型如伴有甲状腺功能减低或性功能低下者,同时用替代治疗。

第六章

肾上腺疾病

第一节　肾上腺髓质增生

肾上腺髓质增生(AMH)作为一种单独的病理变化,20 世纪 70 年代以前并未引起人的注意。30 余年前,我国专家提出肾上腺髓质增生是一个独立疾病。Carney 等在 1975 年报道,在 Ⅱ 型多发性内分泌瘤中出现了肾上腺髓质增生,并认为是嗜铬细胞瘤的前期病变。以后国内外的报道陆续增多,统计资料表明,单纯性肾上腺髓质增生和作为 Ⅱ 型多发性内分泌瘤组成部分的肾上腺髓质增生都是存在的,中国发现的病例均为前者,国内外总例数约 200 例。

一、病理特征

肾上腺体积大、增厚,有时可见到肾上腺有结节样改变,肾上腺某个部位髓质增厚或均匀增厚。光镜和电镜下增生的髓质细胞与嗜铬细胞瘤的细胞相似。现肾上腺髓质增生病理诊断标准:肾上腺尾部和两翼都出现了髓质,髓质细胞增大,髓质/皮质比值增大,计算所得的肾上腺髓质重量增加 2 倍以上。

肾上腺髓质增生也可作为 Ⅱ 型多发性内分泌瘤(MEA-Ⅱ)的组成部分。MEA-Ⅱ是可能与 APUD 系统有关的常染色体显性遗传疾病,常包括甲状腺髓样癌、甲状旁腺肿瘤及嗜铬细胞瘤(或肾上腺髓质增生),有的还合并有神经节瘤等。MEA-Ⅱ型中肾上腺增生有 40% 为双侧,其余为单侧,而单纯肾上腺髓质增生 70%～80% 为双侧增生。

二、诊断

(1)该病临床表现与嗜铬细胞瘤非常相似,同属儿茶酚胺症。主要症状为持续高血压的基础上出现阵发性加剧,发作时酷似嗜铬细胞瘤。精神刺激、劳累常为诱因,而按压腹部不引起发作。病程较长,病情无逐渐加重趋势。α受体阻滞剂治疗有效而一般降压药物无效。加之血、尿儿茶酚胺及其代谢产物升高(尤其是在高血压发作后)基本可确诊。若儿茶酚胺测定不予支持时,可行药物抑制和激发试验。

(2)B超、CT及MRI等检查未能发现腹膜后肿瘤,CT检查有时可显示肾上腺体积增大但无占位影像,进一步支持了肾上腺髓质增生的诊断。

(3)放射性核素^{131}I-MIBG(^{131}碘-间碘苄胍)肾上腺髓质扫描是利用^{131}I-MIBG易被嗜铬组织摄取的特点,可以在形态学上区分肾上腺髓质增生和嗜铬细胞瘤,在国外是首选的定位、定性方法。

三、治疗

由于本病例数较少,治疗也尚在探讨阶段,一般认为手术是首选方案,药物治疗只为辅助手段。

(一)手术治疗

确诊是双侧肾上腺髓质增生或未确诊须手术探查的,取腹正中切口,以兼顾双侧肾上腺区域,同时还可探查全腹腔、腹主动脉两侧。探查时比较双侧增生的程度,Montallbano提出,若一侧增大,可将增大的一侧肾上腺切除,另一侧外观正常的肾上腺做快速冰冻切片活检。两侧肾上腺均不增大时,应做两侧活检,以决定处理方案。取活组织探查时,应谨慎操作,因肾上腺髓质增生严重时,腺体可完全失去正常的扁平形态,腺体饱满如注,做活检或分离腺体时极易破裂致髓质流失,不易得到全面的病理结果。较多见的双侧肾上腺髓质增生,既往国内外文献主张行双侧肾上腺手术。国内主张,对增生显著的一侧做肾上腺全切除,另一侧切除2/3,并刮除剩余的髓质,再用甲醛溶液(福尔马林)涂抹;或对术前已明确肾上腺增大侧的肾上腺行全切除,术后密切注意血压变化及对侧肾上腺的发展情况,必要时再行该侧的次全切除。据报道,在5例单侧切除的病例中,有1例因术后血压无下降再做对侧次全切除,其余所有病例3个月后临床及儿茶酚胺均恢复正常。

对于有经验的麻醉医师,在经腹或腰部切口可采用硬膜外麻醉,一般情况下选用全麻。吗啡能使儿茶酚胺释放增加,阿托品类药物或肌肉松弛药能抑制迷走神经,引起心率加快而诱发心律失常,在麻醉时应该避免。肾上腺髓质增生患者术中血压波动较嗜铬细胞瘤小,术前使用α-肾上腺能阻滞药,目的是控制血压及心律,而不是为预防术中大量儿茶酚胺释放,术前扩容是必要的。术后无需用去甲肾上腺素来维持血压。

行双侧肾上腺手术,术前需糖皮质激素替代治疗。手术中切除肾上腺肿瘤或一侧肾上腺时,应立即静脉滴注氢化可的松以防肾上腺危象发生(激素应用见库欣病治疗)。

(二)药物治疗

药物治疗主要为 α-肾上腺能受体阻滞药。如酚苄明 10 mg,1~2 次/天服用;选择性 $α_1$ 受体阻滞剂哌唑嗪,依据个体敏感性不同,3~9 mg/d,分 3 次服用;也可选择 α 及 β 受体阻滞剂拉贝洛尔等;在出现突然高血压发作时立即缓慢静脉推注酚妥拉明 1~5 mg,待血压降至 21.0/13.0 kPa 左右继以 10~20 mg 静脉滴注(0.1~0.2 mg/min)。

有资料显示,^{131}I-MIBG 在有效剂量下可产生放疗作用。

四、预后

本病为良性病变,疾病本身并不引起死亡,由于儿茶酚胺过多可引起高血压,出现心、脑和肾等并发症。外科治疗效果肯定而持久,文献报道近期疗效达100%,远期疗效亦不低于 60%。

第二节　先天性肾上腺皮质增生症

肾上腺皮质是人体内一个重要的内分泌腺体,分泌的激素主要有皮质醇、醛固酮和雄激素。肾上腺皮质分泌皮质醇和雄激素受下丘脑-垂体-肾上腺皮质轴调节,促肾上腺皮质激素(ACTH)促使肾上腺皮质分泌皮质醇和雄激素,ACTH还有一个非常重要的功能即促进肾上腺皮质生长。醛固酮的分泌受肾素-血管紧张素系统调节,血管紧张素能刺激醛固酮的分泌。

合成肾上腺皮质激素的原料是胆固醇,它主要来自血液中的低密度脂蛋白(LDL),ACTH 能增加肾上腺皮质细胞膜上的 LDL 受体,从而促进对胆固醇的摄取。肾上腺皮质激素合成的具体步骤见图 6-1。

参与皮质醇合成的酶有先天性缺陷时,皮质醇分泌不足,垂体前叶 ACTH分泌增加,从而导致肾上腺皮质增生,这些由皮质醇合成酶缺陷引起的疾病就被称为先天性肾上腺皮质增生症(CAH)。由于皮质醇合成途径与雄激素合成途径有重叠,因此皮质醇合成酶有缺陷时可伴有雄激素分泌异常。临床上,许多

CAH 患者因此有性分化异常或性发育异常,男性和女性均可发生 CAH。

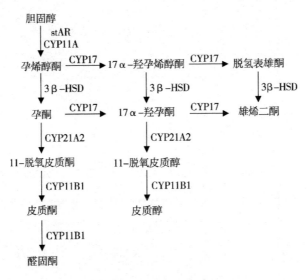

图 6-1　肾上腺皮质激素合成的具体步骤

一、21-羟化酶缺陷

21-羟化酶缺陷是最常见的先天性肾上腺皮质增生症,占 CAH 总数的 90%～95%。21-羟化酶缺陷既影响皮质醇的合成,也影响醛固酮的合成。由于 21-羟化酶缺陷者的肾上腺皮质可分泌大量的雄激素,因此女性患者表现为性分化或性发育异常。21-羟化酶缺陷是最常见的女性假两性畸形,根据临床表现可分为 3 种类型:①失盐性肾上腺皮质增生症;②单纯男性化型肾上腺皮质增生症;③非典型肾上腺皮质增生症,又被称为迟发性肾上腺皮质增生症。

(一)发病机制

21-羟化酶(CYP21)基因位于人类 6 号染色体的短臂上,由无活性的 CYP21P(假基因)和有活性的 CYP21(真基因)组成,它们均由 10 个外显子组成,真假基因的外显子和内含子的同源性分别达到 98% 和 95%。当 CYP21 基因发生突变时,就会引起 21-羟化酶缺陷。

CYP21 的作用是把 17-羟孕酮和黄体酮分别转化成脱氧皮质醇和脱氧皮质酮,CYP21 有缺陷时,皮质醇和皮质酮生成受阻(图 6-2)。因此,患者会出现糖皮质激素功能低下和盐皮质激素功能低下的表现。由于皮质醇对下丘脑-垂体-肾上腺皮质轴的负反馈抑制作用减弱,垂体前叶会分泌大量的 ACTH。在过多的 ACTH 作用下,肾上腺皮质增生并分泌大量的 17-羟孕酮和雄激素。

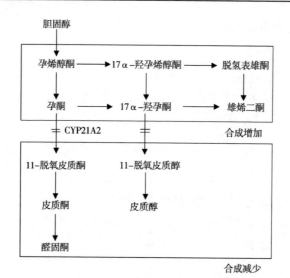

图 6-2　CYP21 缺陷者肾上腺类固醇皮质激素合成变化

由于女性外阴的分化发生在孕 20 周前,因此如果在孕 20 周前发病,患者会出现严重的外阴男性化;如果在孕 20 周后发病,患者仅出现轻度外阴男性化。

(二)临床表现

21-羟化酶缺陷的临床表现差别很大,一般来说,21-羟化酶缺陷的表现与其基因异常有关,基因突变越严重,酶活性受损越大,临床表现也越重。根据疾病的严重程度,21-羟化酶缺陷分为以下 3 种。

1.失盐型

患者的酶缺陷非常严重,体内严重缺少糖皮质激素和盐皮质激素。女婴出生时已有外阴男性化,表现为尿道下裂。患儿在出生后不久就会出现脱水、体重下降、血钠降低和血钾升高,需要及时抢救。目前,能在患儿出生后 1～2 天明确诊断,进一步的治疗在儿科和内分泌科进行。

2.单纯男性化型

21-羟化酶缺陷较轻的女性患者,如果在胎儿期发病,表现为性发育异常,临床上称为单纯男性化型。

(1)外阴男性化:临床上一般采用 Prader 方法对外生殖器男性化进行分型。Ⅰ型,阴蒂稍大,阴道与尿道口正常;Ⅱ型,阴蒂增大,阴道口变小,但阴道与尿道口仍分开;Ⅲ型,阴蒂显著增大,阴道与尿道开口于一个共同的尿生殖窦;Ⅳ型表现为尿道下裂;Ⅴ型,阴蒂似正常男性。

(2)其他男性化体征:患者身材矮壮、皮肤粗糙且有较多油脂分泌、四肢有较多毛发、声音低沉、有喉结和乳房小。

(3)体格发育：儿童期过高的雄激素水平可以促进骨骼迅速生长，骨骺提前闭合，因此患者的最终身高较矮。许多患者往往是因为原发性闭经来妇产科就诊，此时她们的骨骺已经闭合，因此任何治疗对改善身高都没有意义。

(4)妇科检查：由于雄激素的干扰，患者有排卵障碍，表现为原发性闭经。另外，由于雄激素对抗雌激素的作用，乳房往往不发育或乳房发育不良。Prader Ⅰ型和Ⅱ型很容易看到阴道，Prader Ⅲ型可通过尿生殖窦发现阴道。Prader Ⅳ型和Ⅴ型在检查时会发现阴囊空虚，阴囊和腹股沟均扪及不到性腺。肛门检查可在盆腔内扪及偏小的子宫。

3.迟发型

迟发型21-羟化酶缺陷在青春期启动后发病，青春期启动后患者出现多毛、痤疮、肥胖、月经稀发、继发性闭经和多囊卵巢等表现，易与多囊卵巢综合征相混淆。

(三)内分泌激素测定

1.单纯男性化型

患者的促性腺激素在正常卵泡早期范围。黄体酮、睾酮、硫酸脱氢表雄酮(DHEAS)和17-羟孕酮(17-OHP)均升高。其中，最有意义的是17-羟孕酮的升高。正常女性血17-羟孕酮水平不超过2 ng/mL，单纯男性化型21-羟化酶缺陷者体内的血17-羟孕酮水平往往升高数百倍，甚至数千倍。

2.迟发型

FSH水平正常、LH和DHEAS水平升高、睾酮水平轻度升高。部分患者的17-羟孕酮水平明显升高，这对诊断有帮助。但是也有一些患者的17-羟孕酮水平升高不明显(<10 ng/mL)，这就需要做ACTH试验。静脉注射ACTH 60分钟后，迟发型21-羟化酶缺陷患者体内的血17-羟孕酮水平将超过10 ng/mL(图6-3)。

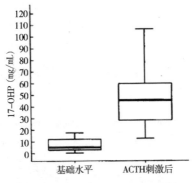

图6-3 迟发型21-羟化酶缺陷者的基础17-羟孕酮水平和ACTH刺激后的水平

通过前面的介绍,可以看出迟发型 21-羟化酶缺陷与多囊卵巢综合征的临床表现几乎完全一致,因此临床上经常把迟发型 21-羟化酶缺陷误诊为多囊卵巢综合征。

(四)诊断和鉴别诊断

1.诊断

根据临床表现,体格、妇科和超声检查,内分泌激素测定和染色体分析,女性单纯男性化型 21-羟化酶缺陷不难诊断。女性单纯男性化型 21-羟化酶缺陷最容易与 11β-羟化酶缺陷相混淆,后者也有 17-羟孕酮水平的升高。11β-羟化酶缺陷者体内的脱氧皮质酮水平升高,因此临床上表现为高血压,而单纯男性化型 21-羟化酶缺陷者没有高血压。

2.鉴别诊断

迟发型 21-羟化酶缺陷需要与多囊卵巢综合征相鉴别。患者初次就诊时,医师一般不诊断为迟发型 21-羟化酶缺陷,而是诊断为多囊卵巢综合征。对难治性的多囊卵巢综合征要考虑误诊的可能,此时需要测定 17-羟孕酮。如果 17-羟孕酮>10 ng/mL,就可诊断为迟发型 21-羟化酶缺陷;如果 17-羟孕酮<10 ng/mL,还需进一步做 ACTH 试验。如果静脉注射 ACTH 60 分钟后,17-羟孕酮>10 ng/mL就可诊断为迟发型 21-羟化酶缺陷。

(五)单纯男性化型 21-羟化酶缺陷的治疗

1.治疗时机的选择

应尽可能早地治疗单纯男性化型 21-羟化酶缺陷。肾上腺皮质分泌过多的雄激素可加速骨骺愈合,因此治疗越晚,患者的最终身高就越矮。另外,早期治疗还可避免男性化体征加重。

2.药物治疗

糖皮质激素是治疗 21-羟化酶缺陷的特效药。补充糖皮质激素可以负反馈地抑制 ACTH 的分泌,从而降低血 17-羟孕酮、DHEAS 和睾酮水平。

(1)糖皮质激素:常用的糖皮质激素有氢化可的松、泼尼松和地塞米松。儿童一般使用氢化可的松,剂量为每天 $10\sim20$ mg/m²,分 $2\sim3$ 次服用,最大剂量一般不超过每天 25 mg/m²。由于泼尼松和地塞米松抑制生长作用较强,因此一般不建议儿童使用。成人使用氢化可的松37.5 mg/d,分 $2\sim3$ 次服用;泼尼松 7.5 mg/d,分 2 次服用;或者地塞米松 $0.4\sim0.75$ mg/d,每晚睡觉前服用 1 次。

在应激情况下,需要把皮质醇的剂量增加 $1\sim2$ 倍。在手术或外伤时,如果患者不能口服,就改为肌内或静脉给药。应激情况具体用药,见表 6-1。

表 6-1 不同年龄段患者在应激情况下的用药方案

年龄段(岁)	应激情况下用药方案(氢化可的松)
<3	先静脉注射 25 mg,然后 25 mg/d,静脉滴注
3~12	先静脉注射 50 mg,然后 50 mg/d,静脉滴注
青春期及成人	先静脉注射 100 mg,然后 100 mg/d,静脉滴注

患者怀孕后应继续使用糖皮质激素,此时一般建议患者使用氢化可的松或泼尼松,根据患者的血雄激素水平进行剂量调整,一般将雄激素水平控制在正常范围的上限。如患者曾行外阴整形术,分娩时应选择剖宫产,这样可以避免外阴损伤。分娩前后应该按应激状态补充糖皮质激素。

本症需要终生服药。开始治疗时可采用大剂量的药物,在 17-羟孕酮水平下降后逐步减量到最小维持量。不同的患者,最小维持量不同。

(2)盐皮质激素:单纯男性化型 21-羟化酶缺陷患者一般不需要补充盐皮质激素。对需要补充盐皮质激素的失盐型患者,使用氟氢可的松,儿童期剂量为0.05~0.2 mg/d。在使用氟氢可的松的同时,还需补充 NaCl。

(3)定期随访:治疗期间随访体重、血压、骨密度和血 17-羟孕酮、雄烯二酮及睾酮水平。儿童期一般每 3 个月复查一次,成人可 6~12 个月复查一次。对21-羟化酶缺陷来说,最主要的随访指标是 17-羟孕酮和睾酮水平,目前的观点是并不需要把 17-羟孕酮水平抑制到正常人群的水平。事实上,也很难把17-羟孕酮水平抑制到正常范围(表 6-2)。

(4)糖皮质激素的不良反应及解决策略:长期使用超生理剂量的糖皮质激素可以造成 Cushing 综合征、骨质疏松和抵抗力低下等并发症(表 6-3),而剂量不足则无法消除高雄激素血症。为解决上述矛盾,可在使用生理剂量糖皮质激素的同时,加用抗雄激素的药物,如螺内酯、环丙孕酮/炔雌醇和非那雄胺等。

表 6-2 长期皮质醇治疗后患者的 17-羟孕酮和睾酮水平

项目	结果
糖皮质激素治疗时间(年)	23.0(16.4~28.5)
氢化可的松剂量(mg/m²)	19.4±1.0
血 17-羟孕酮(ng/mL)	13.4(2.4~272.0)
血睾酮(ng/mL)	0.2(0.1~3.2)

表 6-3 长期使用皮质激素治疗的 21-羟化酶缺陷者与正常人群的骨密度比较

骨密度	失盐型	单纯男性化型	正常对照
脊柱骨密度	0.96	1.04	1.13
总骨密度	1.05	1.18	1.20

　　螺内酯有抗雄激素的活性，所以可用于治疗 21-羟化酶缺陷。螺内酯 20 mg。每天 3 次，口服。在使用螺内酯时应注意电解质代谢情况。

　　由于环丙孕酮/炔雌醇中所含有的环丙孕酮具有很强的抗雄激素活性，因此环丙孕酮/炔雌醇可用于治疗 21-羟化酶缺陷。治疗方案：从月经周期的第 3～5 天开始每天服用 1 片环丙孕酮/炔雌醇，连服 21 天后等待月经的来潮。

　　非那雄胺是 20 世纪 90 年代研制开发的新一类 Ⅱ 型 5α-还原酶抑制剂，其结构与睾酮相似，临床上主要用于治疗前列腺疾病，近年来也开始用于治疗女性高雄激素血症。非那雄胺每片 5 mg，治疗前列腺增生时的剂量为 5 mg/d，女性用药的剂量较低。目前尚无成熟的治疗经验，需要进一步摸索。

　　(5)其他治疗：尽早发现 21-羟化酶缺陷并给予糖皮质激素治疗是改善患者最终身高的最佳方法。近年有学者发现在使用糖皮质激素的同时，加用 GnRH-a 和生长激素都能更有效地改善患者的身高(图 6-4)。

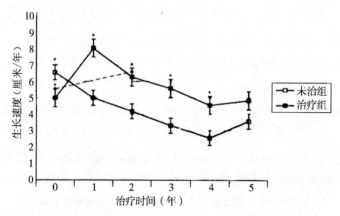

图 6-4 GnRH-a 和生长激素对 21-羟化酶缺陷患者身高的影响

3.生育问题

　　多数患者经糖皮质激素治疗后，可恢复正常排卵，因此可以正常受孕。对女性患者来说，需终生服药，怀孕期间也不可停药。如果孕期不治疗，即使怀孕的女性胎儿没有 21-羟化酶缺陷，依然会发生女性外阴男性化。经糖皮质激素治疗后，如果患者没有恢复排卵，可以使用氯米芬、HMG 和 HCG 诱发排卵。

4.手术治疗

女性 21-羟化酶缺陷患者不存在性别选择的问题,均应视为女性。外生殖器异常者可通过手术纠正。手术的目的是使阴蒂缩小,阴道口扩大、通畅。阴蒂头有丰富的神经末梢,对保持性愉悦感非常重要,因此应做阴蒂体切除术,以保留阴蒂头及其血管和神经(图 6-5)。

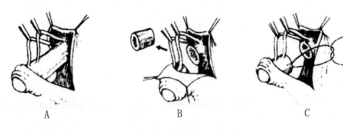

图 6-5　阴蒂体切除术

A.游离阴蒂体、血管和神经;B.切除阴蒂体;C.把阴蒂头和阴蒂根部缝合在一起

(六)迟发型 21-羟化酶缺陷的治疗

迟发型 21-羟化酶缺陷的治疗为对症治疗,一般根据患者的年龄、临床表现和有无生育要求选择治疗方案。

1.年轻、无生育要求者

如果患者没有多毛、痤疮和睾酮水平升高等高雄激素血症表现,可以给予孕激素治疗,目的是保护子宫内膜,定期有月经来潮。方法:甲羟孕酮 $6 \sim 10$ mg,每天 1 次,连用 $5 \sim 10$ 天;或者甲地孕酮 $6 \sim 10$ mg,每天 1 次,连用 $5 \sim 10$ 天。停药 3 天后有月经来潮,一般让患者每 $30 \sim 45$ 天来 1 次月经。

如果停药 10 天以上还没有月经来潮,应排除怀孕可能。如果患者没有怀孕,那么应考虑患者体内的雌激素水平偏低,此时改用雌、孕激素序贯治疗或联合治疗,一般多选用复方口服避孕药做雌、孕激素联合治疗。

2.有高雄激素血症但无生育要求者

选择抗雄激素治疗。单用复方口服避孕药(包括环丙孕酮/炔雌醇)或螺内酯可能效果不好,因为过多的雄激素主要来自肾上腺皮质,因此可加用泼尼松或地塞米松。如环丙孕酮/炔雌醇 1 mg/d+泼尼松 $2.5 \sim 5$ mg/d,或者环丙孕酮/炔雌醇 1 mg/d+地塞米松 $0.4 \sim 0.75$ mg/d。

3.有生育要求者

往往先给予抗雄激素治疗,使血睾酮水平恢复正常。然后应用氯米芬促排卵治疗。

4.年龄大、无生育要求者

给予孕激素治疗,目的是保护子宫内膜,定期有月经来潮。方法:甲羟孕酮6～10 mg,每天1次,连用5～10天;或者甲地孕酮6～10 mg,每天1次,连用5～10天。

二、11β-羟化酶缺陷

11β-羟化酶(CYP11B1)缺陷也会引起先天性肾上腺皮质增生症,但是其发病率很低,约为21-羟化酶缺陷发病率的5%。

(一)发病机制

CYP11B1 基因位于8号染色体的长臂上,与编码醛固酮合成酶的基因(*CYP11B2*)相邻。CYP11B1的生理作用是把11-脱氧皮质醇转化成皮质醇,把11-脱氧皮质酮转化成皮质酮。当CYP11B1存在缺陷时,皮质醇合成受阻,ACTH分泌增加,结果肾上腺皮质增生,雄激素分泌增加(图6-6)。

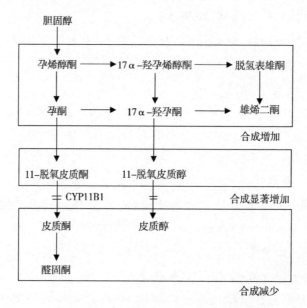

图 6-6 11β-羟化酶缺陷者肾上腺类固醇皮质激素合成变化

目前,已发现30多种*CYP11B1*基因突变类型,发生率为1/25万～1/10万。在该综合征中,*CYP11B2*基因不受影响,而醛固酮的合成将受到影响,但由于11-脱氧皮质酮在体内积聚,11-脱氧皮质酮有盐皮质激素活性,因此患者不仅没有脱水症状,反而会出现高血压。

(二)临床表现

11β-羟化酶缺陷的临床表现与 21-羟化酶缺陷的临床表现既有相似之处,也有不同之处。

1.外阴男性化

根据酶缺陷程度的不同,患者外阴可表现为 Prader Ⅰ~Ⅴ型中的任何一种。

2.其他男性化体征

如身材矮壮、皮肤粗糙且有较多油脂分泌、四肢有较多毛发、声音低沉及有喉结等。

3.体格发育

儿童期过高的雄激素水平可以促进骨骼提前生长、骨骺提前闭合,因此患者的最终身高往往较矮。

4.妇科检查

与 21-羟化酶缺陷一样,在阴囊和腹股沟内扪及不到性腺,肛门检查在盆腔内扪及偏小的子宫。

5.高血压

由于 11-脱氧皮质酮在体内积聚,患者出现水钠潴留和高血压。这是 11β-羟化酶缺陷与21-羟化酶缺陷在临床表现上的区别。

(三)内分泌激素测定

(1)该病与 21-羟化酶缺陷相同的是,11β-羟化酶缺陷患者的血促性腺激素水平在正常范围,黄体酮、睾酮、硫酸脱氢表雄酮(DHEAS)和 17-羟孕酮水平均升高。

(2)该病与 21-羟化酶缺陷不同的是,11β-羟化酶缺陷患者的血 11-脱氧皮质醇和脱氧皮质酮水平显著升高。

(四)诊断及鉴别诊断

根据临床表现,体格、妇科和超声检查,内分泌激素测定和染色体分析,11β-羟化酶缺陷不难诊断。11β-羟化酶缺陷最容易与 21-羟化酶缺陷相混淆(表 6-4),两者的血 17-羟孕酮水平均升高。11β-羟化酶缺陷患者体内的 11-脱氧皮质醇和脱氧皮质酮水平升高,有高血压;而 21-羟化酶缺陷患者没有这些表现。

表 6-4　21-羟化酶缺陷和 11β-羟化酶缺陷的鉴别

疾病	男性化	高血压	17-羟孕酮	脱氧皮质酮
21-羟化酶缺陷	有	无	高	低
11β-羟化酶缺陷	有	有	高	高

(五)治疗

11β-羟化酶缺陷的治疗与单纯男性化型 21-羟化酶缺陷的治疗相似，以糖皮质激素治疗为主。如果使用糖皮质激素后，血压仍不正常，需要加用抗高血压药。

1.糖皮质激素

儿童一般使用氢化可的松，剂量为每天 $10\sim20\ mg/m^2$，分 $2\sim3$ 次服用。成人每天使用氢化可的松 37.5 mg，分 $2\sim3$ 次服用；泼尼松 7.5 mg/d，分 2 次服用；或地塞米松 $0.4\sim0.75\ mg$，每晚睡前服用 1 次。需要终生服药。

在应激情况下，需要将剂量增加 $1\sim2$ 倍。在手术或外伤时，如果患者不能口服，就改为肌肉或静脉给药。

2.抗高血压药物

糖皮质激素治疗后，如果患者的血压仍偏高，需要加用抗高血压药。

3.手术治疗

有外阴畸形者需要手术治疗。

4.生育问题

与 21-羟化酶缺陷者一样，11β-羟化酶缺陷者可以正常生育。糖皮质激素治疗后，如果患者恢复自发排卵，就能自然受孕。如果患者没有自发排卵，需要促排卵治疗。

促排卵治疗首选氯米芬，如治疗失败，再选 HMG。怀孕期间应继续使用糖皮质激素。

三、17α-羟化酶缺陷

17α-羟化酶（CYP17）缺陷是先天性肾上腺皮质增生症中非常少见的类型，约占总数的 1%。

(一)发病机制

CYP17 的作用是将孕烯醇酮和黄体酮转化成 17-羟孕烯醇酮和 17-羟孕酮，皮质醇、雌激素和雄激素的合成均需要 CYP17，因此，当 CYP17 有缺陷时皮质醇、雌激素和雄激素的合成均受影响。肾上腺皮质醇和雄激素合成受阻时，脱氧皮质酮和皮质酮的合成可增加（图 6-7）。

对女性来说，17α-羟化酶缺陷也会使卵巢的雌激素合成受阻，因此她们的第二性征发育将受到影响。

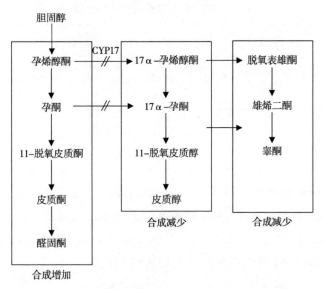

图 6-7　17α-羟化酶缺陷者肾上腺皮质类固醇激素合成变化

(二)临床表现

对女性患儿来说,她们的染色体为 46,XX,性腺是卵巢,性分化不受任何影响,不存在两性畸形。

青春期启动后,由于卵巢不能合成雌激素,因此患者的乳房不发育,外阴为幼稚型,没有排卵和月经。

另外,由于脱氧皮质酮合成增加,患者有水钠潴留、高血压和低钾血症。

(三)内分泌激素测定

患者的血促性腺激素水平升高,血睾酮和雌激素水平低,血黄体酮、脱氧皮质酮和皮质酮水平升高。

(四)诊断及鉴别诊断

17α-羟化酶缺陷与性腺发育不全和原发性中枢性闭经的区别在于,后两者没有高血压,没有血黄体酮、脱氧皮质酮和皮质酮水平升高。与 21-羟化酶的区别在于后者没有性幼稚和高血压;与 11β-羟化酶缺陷的区别在于后者有男性化表现,没有性幼稚(表 6-5)。

(五)治疗

治疗原则是补充糖皮质激素、抗高血压和补充雌、孕激素。17α-羟化酶缺陷患者没有外阴畸形,不需要手术治疗。

表 6-5　17α-羟化酶缺陷的鉴别诊断

疾病	男性化	性幼稚	高血压	睾酮	17-羟孕酮	脱氧皮质酮
21-羟化酶缺陷	有	无	无	高	高	低
17α-羟化酶缺陷	无	有	有	低	低	高
11β-羟化酶缺陷	有	无	有	高	高	高

1.糖皮质激素治疗

儿童一般使用氢化可的松,剂量为每天 10～20 mg/m²,分 2～3 次服用。成人每天使用氢化可的松 37.5 mg,分 2～3 次服用;泼尼松 7.5 mg/d,分 2 次服用;或地塞米松 0.4～0.75 mg,每晚睡前服用 1 次。

在应激情况下,需要增加剂量 1～2 倍。在手术或外伤时,如果患者不能口服,就改为肌内或静脉给药。女性患者需要终生服药。

2.抗高血压药物治疗

糖皮质激素治疗后,如果患者的血压仍偏高,需要加用抗高血压药。

3.雌、孕激素治疗

进入青春期后,为促进第二性征的发育,避免骨质疏松,患者需补充雌、孕激素。在骨骺愈合前,如果患者还想继续长高,可先给予小剂量的雌激素,如妊马雌酮(倍美力)0.15～0.3 mg/d 或戊酸雌二醇 0.5～1 mg/d。如果不需要继续长高,可给予妊马雌酮 0.3～0.625 mg/d 或戊酸雌二醇 1～2 mg/d。每个周期加用甲羟孕酮 5～10 天,6～10 mg/d。

4.生育问题

由于患者性激素分泌异常,卵泡不能发育,所以无法受孕。

四、3β-羟类固醇脱氢酶缺陷

约 2% 的先天性肾上腺皮质增生症是由 3β-羟类固醇脱氢酶缺陷引起的。

(一)发病机制

3β-羟类固醇脱氢酶(3β-HSD)作用是把类固醇激素合成的 △⁵ 途径转换成 △⁴ 途径,人体内有两种3β-羟类固醇脱氢酶,即 3β-羟类固醇脱氢酶Ⅰ型和Ⅱ型。Ⅰ型分布在周围组织,Ⅱ型分布在性腺和肾上腺皮质。引起内分泌紊乱的是Ⅱ型酶缺陷。

当基因缺陷造成Ⅱ型酶缺陷时,睾酮、雌二醇、皮质醇和醛固酮的合成都受阻,体内可以积聚大量的 DHEA 和 △⁵-雄烯二醇(图 6-8)。女性胎儿可有外阴男性化表现。

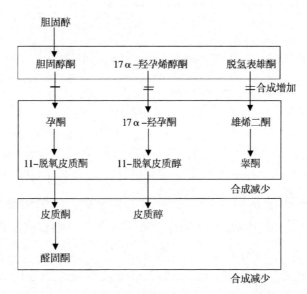

图 6-8 3β-羟类固醇脱氢酶缺陷者肾上腺类固醇皮质激素合成变化

(二)临床表现

患者的临床表现差异很大。3β-羟类固醇脱氢酶缺陷严重时,患者会出现肾上腺皮质功能减退、脱水和低血压等,此类患者一般不来妇产科就诊,而是去内分泌科就诊。症状轻者可能无明显异常或有单纯男性化表现。还有一些不典型的患者,其临床表现类似肾上腺皮质功能早现和高雄激素血症。

妇科检查:外阴有不同程度的男性化,有阴道、子宫和卵巢,阴唇和腹股沟处无性腺。

(三)内分泌激素测定

血 ACTH、17-羟孕烯醇酮和 DHEAS 升高。

(四)诊断及鉴别诊断

测定 17-羟孕烯醇酮/17-羟孕酮比值对诊断及鉴别诊断很有意义(表 6-6)。

(五)治疗

治疗同 21-羟化酶缺陷,需终生补充肾上腺皮质激素,失盐型需补充盐皮质激素。青春期开始加用雌、孕激素治疗。

五、先天性类脂质性肾上腺皮质增生症

先天性类脂质性肾上腺皮质增生症极为罕见,目前全球报道不超过 100 例。

表 6-6　3β-羟类固醇脱氢酶缺陷的诊断及鉴别诊断

疾病	男性化	高血压	17-羟孕酮	17-羟烯醇酮/17-羟孕酮
21-羟化酶缺陷	有	无	高	正常
3β-脱氢酶缺陷	有	无	低	高
11β-羟化酶缺陷	有	有	高	正常

(一)发病机制

由于患者的肾上腺增大并含有大量的胆固醇和其他脂质,因此被称为先天性类脂质肾上腺皮质增生症。过去认为该疾病病因是胆固醇 P_{450} 侧链裂解酶基因(*CYP11A1*)突变,目前认为病因是 *StAR* 基因突变,当 *StAR* 发生基因突变时,胆固醇不能进入到线粒体内,所有的类固醇激素都不能被合成(图 6-9)。

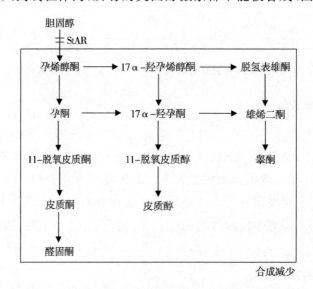

图 6-9　StAR 缺陷者肾上腺类固醇皮质激素合成变化

(二)临床表现

患者会出现肾上腺皮质功能减退、脱水和低血压等。女性患儿的性分化不受任何影响,不存在两性畸形。

青春期启动后,由于卵巢不能合成雌激素,因此患者的乳房没有发育,外阴为幼稚型,没有排卵和月经。

(三)内分泌激素测定

患者的类固醇激素水平均非常低。

（四）治疗

多数患儿夭折。对幸存者首先要进行抢救,补充肾上腺皮质激素,并需终生服用。青春期加用雌激素。

第三节　慢性肾上腺皮质功能减退症

慢性肾上腺皮质功能减退症分为原发性和继发性。继发性是指下丘脑-垂体病变引起,原发性又称 Addison 病,是指由于双侧肾上腺本身病变引起皮质功能绝大部分破坏而致的一组临床综合征。

一、病因

（一）特发性慢性肾上腺皮质功能减退

特发性慢性肾上腺皮质功能减退是由于自身免疫破坏引起,病理常显示特异性自身免疫性肾上腺炎,约 75% 的患者血中检测出抗肾上腺自身抗体,50% 患者伴有其他器官的自身免疫病,称为自身免疫性多内分泌综合征,最常见的是 Addison 病、桥本甲状腺炎和糖尿病三者的组合,称为 Schmidt 综合征。

（二）双侧肾上腺结核

双侧肾上腺结核也为本病常见病因,因血行播散所致。肾上腺皮质和髓质均遭到严重侵袭,肾上腺有干酪样坏死和钙化、纤维化等改变。

（三）其他病因

扩散性真菌感染也可以引起肾上腺炎症性破坏;在 HIV 感染者,巨细胞病毒或 HIV 本身引起的肾上腺炎可导致肾上腺功能衰退;肾上腺脊髓神经病是一种 X 连锁隐性遗传病,也是年轻男性肾上腺皮质功能减退的病因;肺、乳腺、小肠癌肾上腺转移、淋巴瘤、白血病浸润、淀粉样变性、双侧肾上腺切除或放疗、类固醇激素合成酶抑制药酮康唑和氨鲁米特等均可导致慢性肾上腺皮质功能减退。

二、病理生理与临床表现

主要由于皮质醇及醛固酮缺乏所致,突出的临床表现为乏力、色素沉着、低血压、胃肠道症状和消瘦、低血糖等。

(一)乏力

乏力见于所有患者,乏力程度与病情严重程度有关,严重者甚至卧床不起,无力翻身。乏力主要是由于皮质醇和醛固酮减少造成蛋白质合成不足,糖代谢紊乱及水电解质代谢异常引起。

(二)色素沉着

色素沉着见于全身的皮肤黏膜,为棕褐色,有光泽。于暴露部位和易摩擦部位更明显,如面、颈部、手背、掌纹、肘、腕、甲床、足背、瘢痕和束腰带部位;于齿龈、舌下、唇、颊部、阴道和肛周黏膜等处也有色素沉着;在正常情况下有色素沉着的部位(如乳晕、腋部、脐部和会阴等)色素沉着更加明显;在色素沉着的皮肤常常间有白斑点。色素沉着是垂体 ACTH 及黑素细胞刺激素(MSH)、促脂素(LPH)分泌增多所致。

(三)低血压

由于皮质醇缺乏,对儿茶酚胺升压反应减弱,查体可出现心脏缩小、心音低钝等。

(四)胃肠道症状和消瘦

食欲缺乏、恶心、呕吐、腹胀、腹泻、腹痛、胃酸分泌减少和消化不良。患者均有不同程度的体重减轻,消瘦常见。

(五)低血糖

皮质醇缺乏致糖异生减弱、肝糖原耗损,患者易发生低血糖,尤其在饥饿、创伤和急性感染等情况下更易出现。

(六)其他表现

重者出现不同程度的精神、神经症状,如淡漠、抑制、神志模糊和精神失常等,也伴有男性性功能减退,女性月经失调,腋毛和阴毛脱落。肾上腺皮质低功时常伴有醛固酮缺乏,机体保钠能力降低,引起血容量降低、低钠血症和轻度代谢性酸中毒。由于皮质醇作用使 ADH 释放增多,肾脏对自由水清除减弱,易发生水中毒。

(七)肾上腺皮质危象的病理生理和临床表现

当原有慢性肾上腺皮质功能减退症加重或由于肾上腺皮质破坏(急性出血、坏死和血栓形成、感染严重的应激状态)时,会导致肾上腺皮质功能急性衰竭。

正常人在应激时肾上腺皮质可以几倍至几十倍地增加糖皮质激素分泌,以提高机体的应激能力。慢性肾上腺皮质功能减退时,其肾上腺皮质激素贮备不足,当遇到感染、过劳、大量出汗、呕吐、腹泻、分娩、手术和创伤等应激情况时,不能过多分泌肾上腺皮质激素,导致病情恶化,发生危象。而肾上腺皮质破坏、出血患者很快出现肾上腺皮质功能衰竭。临床上表现为严重的糖皮质激素伴(或不伴)盐皮质激素缺乏的综合征。

患者病情危重时,出现低血压或休克及高热,体温可达 40 ℃伴脱水表现。同时可伴有精神萎靡,嗜睡甚至昏迷,可有惊厥。恶心、呕吐、腹泻、腹痛、低血糖和低钠血症也经常发生。若不及时抢救,会很快死亡。

三、实验室检查

(1)血生化改变,常有低血钠和高血钾,由于血容量不足常有肾前性氮质血症,可有轻、中度高血钙和空腹低血糖。

(2)血皮质醇水平及 24 小时尿游离皮质醇、17-DH-CS 及 17-KGS 普遍低于正常,且皮质醇昼夜节律消失。轻者由于反馈性 ACTH 增高,上述指标可维持在正常范围内。

(3)血尿醛固酮可以正常或偏低。

(4)ACTH 和快速 ACTH 兴奋试验。原发性肾上腺皮质功能减退者基础ACTH 明显升高,甚至可达正常人的数十倍,常于 88~440 pmol/L。继发下丘脑或垂体者 ACTH 水平降低。①ACTH 兴奋试验:静脉滴注 25 U 的 ACTH,持续8 小时,检查尿 17-羟 DHCS 和/或皮质醇变化,正常人在刺激后第 1 天较对照增加1~2 倍,第 2 天增加 1.5~2.5 倍,或由 3~7 mg/g 肌酐增至 12~25 mg/g 肌酐。②快速 ACTH 兴奋实验:静脉注射人工合成 ACTH24 肽(1~24 片断),注射前及注射后 30 分钟测血浆皮质醇,或肌内注射,之前及注射后 60 分钟测血浆皮质醇,正常人兴奋后血浆皮质醇增加 10~20 μg/dL,而原发性肾上腺皮质功能减退者因肾上腺皮质贮备减少,刺激后血皮质醇上升很少或不上升。继发性肾上腺皮质功能减退者可以上升很少或不上升,病变轻者也可以有正常的反应,这时可以做美替拉酮试验或胰岛素低血糖试验来判断垂体 ACTH 的贮备功能,不正常者常见于轻度和初期的继发性肾上腺皮质低功。应用3~5 天连续 ACTH 刺激试验,也可鉴别原发性与继发性及完全性与部分性肾上腺皮质功能不全,部分性肾上腺皮质低功或 Addison 病前期者基础值可在正常范围,刺激后第 1 天、第2 天尿 17-DHCS 上升但不及正常,第 3 天反而下降。继发者基础值很低,以后逐渐上升,第 3~5 天甚至可以达到正常反应水平。

四、诊断与鉴别诊断

多数患者就诊时已有典型慢性肾上腺皮质功能低下的临床表现,皮质黏膜色素沉着、乏力、恶心呕吐、消瘦和低血压等,为临床诊断提供了重要线索,此时要依赖实验室检查和影像学检查排除有关鉴别诊断后方可明确诊断。

血尿皮质醇、尿 17-DHCS 及血 ACTH 浓度和 ACTH 兴奋试验为鉴别诊断和病因诊断所必需。肾上腺抗体测定、结核菌素试验及肾上腺和蝶鞍 CT 及 MRI 检查对病因诊断也有重要价值。

五、治疗

(一)疾病教育

疾病教育是必要的,也是治疗成功的关键。主要内容如下。

1.疾病的性质及终生治疗的必要性

患者需长期坚持激素生理替代治疗。当在手术前、严重感染及发生并发症等应激情况时,应及时将糖皮质激素增量至 3～5 倍甚至 10 倍以上,注射地塞米松或氢化可的松以应付紧急情况。

2.随身携带疾病卡片

标明姓名、地址、亲人姓名、电话和疾病诊断。尽量让周围人知晓自己的病情和注意事项,告之遇病情危急或意识不清立即送往医院,应随身携带强效皮质激素,如地塞米松等。

(二)饮食治疗

膳食中食盐的摄入量应多于正常人,10～15 g/d。当大量出汗、呕吐和腹泻等情况应及时补充盐分。另外保证膳食中有丰富的糖类、蛋白质和维生素。

(三)皮质激素替代治疗

1.糖皮质激素

皮质激素是本病的治疗基础。根据身高、体重、性别、年龄和劳动强度等,予以合适的基础量即为生理替代量,并模拟皮质醇的昼夜分泌规律,予以清晨醒后服全天量的 2/3,下午 4 时服 1/3。应激状态时酌情增至 3～5 倍甚至 10 倍进行应激替代。给药时间以饭后为宜,可避免胃肠刺激。氢化可的松即皮质醇,是最常用替代治疗药物,一般清晨 20 mg,下午 10 mg 为基础量,以后在此剂量上调整。醋酸可的松口服后容易吸收,吸收后经肝脏转化为皮质醇,肝脏功能障碍者不适合应用,基础剂量为早晨 25 mg,下午12.5 mg。泼尼松和泼尼松龙分别为人工合成的皮质醇和肾上腺皮质激素的衍生物,与氢化可的松及氟氢可的松等联合治疗,也可有效控制病情,一般泼尼松与泼尼松龙不单独应用治疗 Addison 病,因为它们的保钠作用很弱。

糖皮质激素药物的主要不良反应之一是引起失眠,所以下午用药时间一般不晚于 17 时。儿童皮质醇用量一般 20 mg/m² 或<5 岁为 10~20 mg/d,6~13 岁为 20~25 mg/d,≥14 岁为 30~40 mg/d。

疗效判断:目前,还缺乏标准实验指标来衡量替代治疗剂量是否得当。血浆皮质醇本身呈脉冲式分泌,易受应激等各种因素影响,加之服药种类、时间及采血情况的不同,其水平测定对判定疗效几乎没有帮助,血 ACTH 除有昼夜节律变化之外,其替代应用的糖皮质激素种类不同时对 ACTH 的抑制时间、程度的不同,故也无法作为疗效判断标准。

目前,判断糖皮质激素替代治疗是否适当,主要是观察患者的病情变化。皮质醇用量不足时,疲乏等临床症状不见好转,皮肤色素沉着不见减轻,可出现直立性低血压、低血钠、高血钾及血浆肾素活性升高等。而皮质醇用量过大时,体重过度增加,引起肥胖等皮质醇增多症表现,可出现高血压和低血钾等。皮质醇用量适中时,患者自觉虚弱、疲乏、淡漠等症状消失,食欲好转,其他胃肠道反应消失,体重恢复正常,皮肤色素沉着明显减轻。

2.盐皮质激素

若患者在经糖皮质激素替代治疗并且予足够食盐摄入后,仍有头晕、乏力和血压偏低等血容量不足表现的,可予加用盐皮质激素。

(1)氟氢可的松:是人工合成制剂,可以肌内注射、皮下埋藏或舌下含化。常每天上午 8 时,0.05~0.20 mg 1 次顿服,是替代醛固酮作用的首选制剂。心肾功能不全、高血压、肝硬化患者慎用。

(2)醋酸去氧皮质酮(醋酸 DOCA)油剂:每天 1~2 mg 或隔天 2.5~5.0 mg 肌内注射,适用于不能口服的患者。开始宜小剂量,可根据症状逐渐加量。去氧皮质酮缓释锭剂,每锭 125 mg,埋藏于腹壁皮下,每天可释放约 0.5 mg,潴钠作用可持续 8 个月至 1 年。

(3)中药甘草流浸膏:主要成分为甘草次酸,有保钠排钾作用。每天 10~40 mL 稀释后口服,用于无上述药物时。

用药期间应监测血压及电解质。用药剂量适当,则血压遂上升至正常,无直立性低血压,血清钠和钾在正常水平。若盐皮质激素过量,则出现水肿、高血压、低血钾,甚至发生心力衰竭。而用量不足时头晕、疲乏症状无好转,血压偏低,化验血钠偏低而血钾偏高。

3.性激素

以雄激素为主,还具有蛋白质同化作用,可改善倦怠、乏力、食欲缺乏和体重减轻等症状,对孕妇、充血性心力衰竭者慎用。甲睾酮 2.5～5 mg/d,分 2～3 次服用或苯丙酸诺龙 10～25 mg,每周 2～3 次肌内注射。

上述各激素替代治疗剂量为一般完全性 Addison 病患者的需要量。对于肾上腺全部或大部手术切除者,糖皮质激素的替代剂量可适当大些,但不易过大。60 岁以上老年患者激素替代量应适当减少些。对伴有早期糖尿病、肥胖症和溃疡病的患者,激素量应减少 20%～30%。而在发生急性感染、创伤、手术等应激情况时,激素量需增至 3～5 倍,必要时改用静脉用药。

对部分性 Addison 病患者,一般无应激时,无须补充糖皮质激素和加大食盐摄入量,在发生感冒、腹泻等轻度应激时,应短期加用小剂量皮质激素治疗。

(四)病因治疗

病因是肾上腺结核者应抗结核治疗。活动性结核应在全量(生理需要量)应用糖皮质激素的同时充分系统地抗结核治疗,这样不会造成结核的扩散,也会改善病情。陈旧性结核在应用糖皮质激素替代时有可能引起结核活动,应于初诊后常规用半年的抗结核药物。

若病因是自身免疫病,患者应检查是否存在多腺体受累,并酌情给予相应治疗。若合并甲状腺功能低下,需先给足糖皮质激素后再补充甲状腺素,若合并胰岛素依赖型糖尿病,可予以胰岛素治疗,注意从小剂量开始逐渐加量,以防低血糖发生。

对真菌感染、肿瘤转移等引起的肾上腺功能低下者也应予相应的病因治疗。

(五)特殊情况下 Addison 病治疗

1.外科手术时

外科手术时应增加皮质激素的用量,以避免发生肾上腺危象,手术后逐渐减至原来的替代治疗剂量。小手术只需在术前肌内注射醋酸可的松 75～100 mg即可。在全麻下施行大手术,应静脉给予水溶性皮质激素,直至患者苏醒后继续2 天。应用剂量根据手术大小和时间长短进行调整。一般手术当天麻醉前静脉注射氢化可的松 100 mg,8 小时后再给予同样剂量,手术当天总量需 200～300 mg,次日剂量减半,第 3 天再减半,以后迅速恢复到基础替代剂量。如果手术出现并发症,皮质激素剂量应在并发症控制后减量。重症感染和重症外伤时糖皮质激素用量与大手术相同。

2.妊娠及分娩时

妊娠早孕反应和分娩均处于应激状态,应予加大激素药物剂量。妊娠早期出现妊娠剧吐而不能口服者,应改为肌内注射或静脉滴注。如氢化可的松50 mg/d,注意维持水、电解质平衡,可适当静脉补充氯化钠和葡萄糖,待妊娠反应过后,恢复原来的替代治疗剂量,自妊娠 3 个月起至分娩前,对皮质激素的需要量与妊娠前基本相同或略做调整。与外科手术一样,分娩时为较大的应激反应,皮质激素的需要量明显增加。分娩开始时肌内注射氢化可的松 100 mg,分娩过程中每 8 小时肌内注射 1 次,每次 100 mg,分娩时另肌内注射 100 mg。分娩时注意补充血容量,若无并发症,于第 2～3 天减量至分娩日的一半,第 4～5 天再继续减半,直至恢复原来的替代剂量。

3.肾上腺危象时

肾上腺危象时采用 5 秒治疗方法。5 秒分别指类固醇皮质激素、补充盐水、补充葡萄糖、消除诱因和支持治疗。

(1)皮质类固醇激素:首选药物为氢化可的松 100 mg 静脉注射,使血皮质醇迅速达到正常人在发生应激时的水平,以后每 6 小时静脉滴注 100 mg,使最初24 小时总量约 400 mg。一般 12 小时以内可见病情改善。第 2 天后总量可减至300 mg,分次静脉滴注。若病情好转,继续减总量至 200 mg,以后 100 mg。呕吐停止,可进食者改为口服。使用类固醇皮质激素应注意:一是病情严重者,尤其有较重并发症,如败血症等,大剂量皮质醇治疗持续时间应相对长些,直至病情稳定。二是原发性肾上腺皮质功能减退患者,当每天皮质醇口服剂量减至50～60 mg 时,常需盐皮质激素治疗,应加用氟氢可的松 0.05～0.2 mg/d。三是继发性肾上腺皮质功能减退患者,当皮质醇每天口服剂量减至 50～60 mg 时,不必加服氟氢可的松,若有水钠潴留,可应用泼尼松或地塞米松代替皮质醇。四是在危象危急期不适合应用醋酸可的松肌内注射,因为该药代谢缓慢,需在肝中转化为皮质醇才发挥生物效应,故不易达到有效的血浆浓度,不能有效抑制ACTH 水平。

(2)补充盐水:危象患者液体损失量可占细胞外液的 20%～40%,故给予迅速补充生理盐水,第 1 天、第 2 天一般给予 2～3 L,并根据失水、失钠程度,以及低血压情况结合患者心肺功能因素进行调整。若低血压明显,可酌情给予右旋糖酐-4 注射液 0.5～1 L,或输入全血或血浆,也可考虑辅用升压药,如多巴胺、间羟胺等。如有酸中毒时可适当给予碱性药物。随着低血容量与酸中毒的纠正及皮质激素的使用,钾离子排出增加及转入细胞内液增多,危象初期的高血钾逐渐解除,此时应注意防止低血钾的发生。遇此情况可予1 L中加入氯化钾 2 g 静脉滴注。

(3)补充葡萄糖:危象患者常伴随着低血糖,故应予静脉滴注 5% 葡萄糖注射液,并持续到患者低血糖纠正、呕吐停止、能进食。对于那些以糖皮质激素缺乏为主,脱水不甚严重者,应增加葡萄糖输液量至1.5~2.5 L,同时补充盐水量适当减少。

(4)消除诱因和支持疗法:发生急性肾上腺危象的最常见诱因是急性感染,感染得不到控制,危象难以消除,故应针对病因选择有效的抗生素,对于存在多脏器功能衰竭也应积极抢救。同时给予全身性的支持疗法,治疗 2 天后仍处于昏迷状态的,可予下鼻饲,以补充流食和有关药物。

六、预后

早期诊断、合理的替代治疗及疾病教育是预后良好的关键。在 20 世纪 50 年代分离出肾上腺皮质激素之前,本病患者存活时间少于 2 年。在有了快速诊断技术和替代治疗以后,自身免疫性 Addison 病患者可获得与正常人一样的寿命,与正常人一样地生活。而其他原因引起的肾上腺皮质功能减退,其预后取决于原发病。结核病引起者只要经过系统的抗结核治疗,预后也良好,极少数患者甚至可停用或应用很少量糖皮质激素。如病因是恶性肿瘤转移或白血病引起,预后不佳。儿童患者若能得到良好的指导,补充合适剂量激素,可以正常生长发育。

第四节　皮质醇增多症

皮质醇增多症是由于各种原因使肾上腺皮质分泌过多的糖皮质激素而导致的一组临床综合征。

一、病因和发病机制

(一)ACTH 依赖性

(1)下丘脑、垂体源性皮质醇增多症又称库欣病,是指由于垂体肿瘤或下丘脑-垂体功能紊乱引起继发双侧肾上腺皮质增生。

(2)异位 ACTH 综合征是由于垂体以外肿瘤分泌大量 ACTH 继发双侧肾上腺皮质增生。

(二)ACTH 非依赖性

肾上腺皮质腺瘤,肾上腺皮质癌,原发性双侧肾上腺小结节性增生,原发性双侧肾上腺大结节性增生。

(三)医源性又称类皮质醇增多症

(1)长期大量应用外源性糖皮质激素致下丘脑-垂体-肾上腺皮质轴受抑制,分泌功能低下,肾上腺皮质萎缩。

(2)长期饮用含乙醇饮料,引起肝脏损害而减少了对糖皮质激素的灭活,引起类似皮质醇增多症的临床表现。

二、临床表现

本病起病多缓慢,病程较长,以增生型发展最慢,平均起病 3 年余诊断,腺瘤约 2 年诊断,腺癌发展快,一般于 1 年内诊断。本病可发生于任何年龄,但以青壮年多见,女性多于男性,库欣病男女比例为(1:3)~(1:6),异位 ACTH 综合征则男性多于女性,比例为 3:1。

(一)向心性肥胖

向心性肥胖是本病患者的特征性表现,面部、颈部、胸腹部明显,而四肢相对纤细。患者呈满月脸,面部红润多脂,颈背部脂肪堆积似水牛背,腹部丰满如球。患者多为轻、中度肥胖,当病情迁延至晚期常发展至典型体态。在儿童和腺癌患者常为均匀性肥胖。向心性肥胖的发生是由于糖皮质激素的过量分泌引起高胰岛素血症,促进身体敏感组织的脂肪合成过量所致。

(二)高血压和低血钾

高血压出现于 76% 以上的患者,一般为轻、中度,血压于 23.0/13.0 kPa 左右,特点是收缩压、舒张压均升高,长期未治疗者可导致心、肾、视网膜的病理改变。这是由于皮质醇有明显的潴钠排钾作用,加之部分患者还伴有弱盐皮质激素分泌增加导致高血容量性高血压、低血钾、高尿钾及轻度碱中毒。

(三)负氮平衡引起的临床表现

皮肤菲薄、细嫩,可见皮下血管;腹部、大腿两侧、臀部等处见宽大紫纹,约发生于 65% 的患者;由于毛细血管脆性增加而出现瘀斑、青肿、紫癜等改变;肌肉萎缩,肌力下降,骨质疏松,以肋骨和脊柱明显,可致病理性骨折、脊柱畸形、身体变矮;易感染,伤口不愈合,儿童患者生长发育迟缓。

(四)糖尿病和糖耐量低减

皮质醇增多症发生糖代谢异常较普遍,约 80% 患者有糖耐量低减,20% 发生显性糖尿病。这与过多的糖皮质激素抑制糖酵解、促进肝糖原异生等有关。这种类固醇性糖尿病对胰岛素不敏感,有明显的拮抗作用。去除原发病后糖尿病可恢复。

(五)性腺功能紊乱

过量的皮质醇可抑制下丘脑促性腺激素释放激素分泌,直接影响性腺功能。男性表现为性功能减退、阳痿或少精症;女性表现为月经紊乱、闭经、多毛、面部痤疮,严重者可有男性化表现。

(六)生长发育障碍

儿童生长停滞,青春期延迟。原因是过量皮质醇抑制了生长激素分泌,使生长介素对生长激素的反应下降。

(七)精神心理障碍

轻者出现失眠、性格改变、情绪失控、抑郁、烦躁,重者出现严重抑郁症、类偏执狂和精神分裂症的表现。

(八)血常规和造血系统表现

10% 的患者出现红细胞增多症,而淋巴细胞和嗜酸粒性细胞计数减少,中性粒细胞和血小板计数往往增多。

(九)其他

可能出现皮肤色素沉着、乳溢症、高尿钙和肾结石、突眼、眼结合膜水肿等。

三、辅助检查

主要依靠影像学检查。首先应明确肾上腺是否有增生或肿瘤,既往常应用的腹膜后充气造影和静脉肾盂造影只能发现较大肿瘤,现已较少使用,代之以肾上腺 CT 和超声波检查。薄层 CT 扫描较敏感,会发现 1 cm 以上肿瘤,放射性核素[131]I-19-碘化胆固醇对肾上腺进行扫描可以区分单侧肾上腺肿瘤或双侧肾上腺增生。对于库欣病,蝶鞍 CT 或磁共振可使散腺瘤发现率达到 60% 以上,而蝶鞍平片仅能发现引起蝶鞍扩大的垂体瘤,约占 15%。对可能发生肿瘤部位的异位

ACTH 综合征进行检查,胸部 X 线,必要时胸部 CT 检查是必要的,因为肺部肿瘤占异位 ACTH 综合征的 60%,其他应注意胰腺,肝脏、性腺等部位的肿瘤。另外,做肋骨、椎骨及骨盆的 X 射线平片有助于了解骨质疏松情况,进行视力和视野检查可了解垂体瘤有无压迫视交叉。

四、诊断和鉴别诊断

对皮质醇增多症的诊断较复杂,一般不是靠单一的临床或实验室线索即可以确立诊断的,往往需要临床表现与体征、实验室检查、功能试验和影像学检查统一起来,有步骤、分阶段进行病因和定位诊断。所有临床资料应围绕 2 个目的来诊断:①明确是否为皮质醇增多症。②明确皮质醇增多症的病因。

(一)诊断依据

1.临床表现

向心性肥胖,中度高血压,宽大紫纹,皮肤菲薄,多血质等,有些患者表现不典型,仅有一两种临床表现,此时诊断主要依靠实验室和影像学检查。

2.实验室检查

(1)血皮质醇测定:由于皮质醇呈脉冲式分泌,在基础状态下其昼夜节律变化较大,且易受情绪,穿刺是否顺利等影响,所以单次增高对诊断意义不大。当妊娠、服用雌激素时,血浆类固醇结合蛋白增高会使结合型皮质醇增多,而游离皮质醇不受影响,也应注意。总之,皮质醇增多症时不但出现皮质醇分泌增多,且失去正常的昼夜节律。正常皮质醇分泌节律:午夜 0 时达低谷,55～138 nmol/L;早 8 时达高峰,165～441 nmol/L;下午4 时,55～248 nmol/L。

(2)24 小时尿游离皮质醇测定:约 1%的皮质醇以游离未代谢的形式从尿中排出,测定 24 小时尿皮质醇弥补了血浆测定不稳的不足,也避免了受类固醇结合蛋白的影响,能较客观地反映皮质醇的分泌量,其临床诊断符合率达 98%。正常成人尿游离皮质醇为130～304 nmol/24 h,库欣病多在 304 nmol/24 h以上。

(3)尿 17-羟皮质类固醇测定:是皮质醇的代谢产物,因所采用方法不同,其正常值水平不同,也常应用每克肌酐尿来校正。

(4)小剂量地塞米松抑制试验:是确立皮质醇增多症较可靠的试验方法。分标准两日法和午夜一次法。①标准两日法是每次 0.5 mg,每 6 小时 1 次,连服8 次。之前 1 天及开始服药后第 2 天分别采血、收集尿液做血浆皮质醇、ACTH及尿游离皮质醇、尿 17-羟类固醇测定。②午夜一次法是于午夜顿服地塞米松

1.0 mg或 1.5 mg,对照服药前后早 8 时血浆皮质醇。皮质醇增多症患者血浆皮质醇和尿17-DHCS均不受抑制(服药后为服药前的 50％以上)。

(二)病因诊断

在确诊皮质醇增多症后,下一步需明确其病因,以便制订合理的治疗方案。常用的方法有以下几种。

1.血 ACTH 测定

原发性肾上腺瘤和腺癌,因其强大的自主分泌,对垂体 ACTH 均呈抑制作用,故此类患者血 ACTH 明显降低;库欣病者 ACTH 可有不同程度的增高;异位 ACTH 综合征者血 ACTH 呈明显升高,异位 ACTH 综合征除在肺部等找到原发瘤外,还有其他临床征象:皮肤色素沉着、无明显的向心性肥胖等。

2.大剂量地塞米松抑制试验

该试验是区分库欣病引起的肾上腺继发增生和原发肾上腺肿瘤的重要方法。抑制方法是给予地塞米松每次 2 mg,每 6 小时 1 次,连续口服 8 次,库欣病第 2 天血、尿游离皮质醇(或 17-DHCS)常可被抑制 50％以上,肾上腺肿瘤患者常抑制<50％,而异位 ACTH 患者往往不被抑制。

3.美替拉酮试验

美替拉酮试验用于鉴别肾上腺继发增生和原发肿瘤,前者 ACTH 或阿黑皮素原氨基端肽(NPOMC)反应正常或高于正常,后者往往无反应。美替拉酮用量为 750 mg,每 4 小时 1 次,连续 6 次。

4.CRH 兴奋试验

对鉴别库欣病与异位 ACTH 综合征较好。据报道 80％的垂体性库欣者 CRH 兴奋后 ACTH 及皮质醇水平明显增高,而 90.5％异位 ACTH 综合征患者及所有的肾上腺肿瘤患者对 CRH 刺激无反应。

5.静脉插管分段测定

取血测 ACTH 或 ACTH 相关肽测定肿瘤附近静脉血中 ACTH 及其相关肽的梯度值,进行异位 ACTH 定位,并鉴别异位 ACTH 综合征与垂体 ACTH 癌。

(三)鉴别诊断

本病除注意与假性库欣状态(如抑郁症、乙醇相关皮质醇增多症)鉴别外,尚需与遗传性全身性皮质激素不敏感综合征、单纯性肥胖、2 型糖尿病、神经性厌食及多囊卵巢综合征等相鉴别。

皮质醇增多症诊断程序见图 6-10。

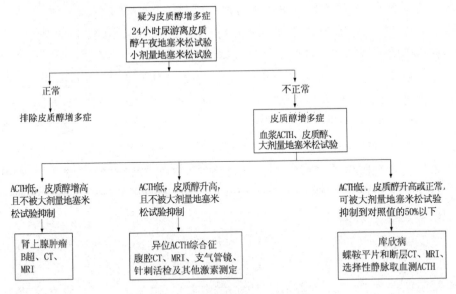

图 6-10　皮质醇增多症诊断程序

五、治疗

(一)库欣病治疗

1.垂体瘤切除治疗

手术治疗垂体瘤有 2 种手术途径:经典的经额、颞开颅垂体肿瘤切除术和经鼻经蝶窦垂体腺瘤摘除术,前者仅适合于巨大的垂体腺瘤或肿瘤向鞍旁和鞍上生长者,这样手术可在直视下进行,可充分切除肿瘤使视神经交叉充分获得减压。经蝶窦垂体瘤摘除术是 1971 年 Hardy 开创,借助于显微镜来实现的,此法较之经额手术具有不经颅腔、手术安全性高、手术损伤小、能完全摘除鞍内的微腺瘤而又保留垂体其他组织的功能的优点,是有条件医院进行垂体性库欣治疗的首选方法。其手术治愈率可达 80%,术后复发率于 10% 以下,经验丰富技术纯熟的神经外科医师往往使治愈率大幅度提高,因为不是全部蝶鞍部都在视野中,暴露不好常使腺瘤组织漏切,若术中定位不精确易损伤海绵窦和颈内动脉,其术后并发症按发生率依次为脑脊液鼻漏、脑膜炎、眼外神经麻痹、暂时性尿崩症、永久性部分尿崩症、鼻出血、良性颅压增高等。其手术病死率低于 1%。

有报道,对于临床病因诊断高度疑似垂体性库欣病但 CT 扫描未发现垂体微腺瘤者,经鼻、经蝶手术探查 90% 的患者发现微腺瘤。术前测定岩窦下静脉血和周围静脉血 ACTH 比值,若超过 1.6,提示 ACTH 来自垂体,测定双侧岩窦静脉血之间差别,常帮助判断垂体腺瘤来源于垂体前叶的左侧或右侧,可以指导手术。术中如未能找到微腺瘤,应活检做冰冻和免疫组织化学染色,见有 ACTH 细胞增生者,有学者主张垂体全切术。

若库欣病患者应用经蝶手术失败,需尝试另一种方法治疗:①首先应将临床资料重新评价,能不能不是来源于垂体。如果需要,可再行岩窦静脉血 ACTH 检测。仍证实增高的 ACTH 来源于垂体,应考虑再次手术,可以选用全垂体切除术。②其次可以选用药物治疗、垂体放疗及双侧肾上腺切除术。

垂体微腺瘤摘除后,ACTH 的分泌在 4~6 个月得以恢复,在这一时期内需糖皮质激素替代治疗。

2.肾上腺手术治疗

肾上腺切除术是既往治疗库欣病的传统手术方式。早期国外多采用全切术,可以解除皮质醇增多症的各种临床表现,但术后易发生肾上腺皮质低功,需终生服用糖皮质激素治疗,手术时创伤大,出血多,术后易出现急性肾上腺皮质危象,肾上腺切除术治疗库欣病仅是针对垂体 ACTH 瘤引起的双侧肾上腺增生进行治疗,对原发病因未进行处理,反而使垂体瘤发展更快,15%~20%垂体库欣病患者于术后逐渐发展成 Nelson 综合征,即垂体瘤增大,血 ACTH 水平很高及严重的皮质黏膜色素沉着。

国内对于经蝶手术失败或无手术指征的,多采用次全切除法加垂体放疗以期能减少肾上腺皮质低功,但术中肾上腺切除多少较难掌握(一般一侧全切,另一侧切除 90%~95%),故手术后肾上腺皮质低功发生率和库欣病复发也非常多见。近期国内有的医院尝试双侧肾上腺全切术加肾上腺自体移植、甚至带血管肾上腺自体移植术,获得不同程度的治愈和缓解,减少了糖皮质激素的替代剂量。

3.放疗

放疗是库欣病的一种重要辅助治疗,常应用于那些垂体手术疗效不满意而不愿再手术者或垂体肿瘤合并心肾功能不全、年老体弱等手术禁忌证者。因放疗有一定疗效,并发症不多且不出现 Nelson 综合征,对于儿童库欣病是首选方案。儿童垂体放疗一般 3 个月左右达满意疗效,其治愈率 80%左右,而在成人为15%治愈率,另有 25%~30%的患者病情获得改善,不依赖或依赖少量肾上腺酶抑制药。

传统垂体放疗有 2 种方法:一种是外照射,采用高能直线加速器或应用^{60}Co

大剂量垂体照射,一般认为,总放射剂量 42~45 Gy,每天剂量为 1.8~2.0 Gy (180~200 rad),此法缺点是易出现放射性脑病、脑软化等远期并发症。另一种是内照射,将 ^{198}Au 或 ^{90}Y 置入垂体内行内照射,有效率为 65%,一般对垂体功能无不良影响。垂体照射疗法因为照射定位不精确,剂量无法准确控制,容易损伤垂体周围组织,有 3%~5% 患者可出现数月至数年的 GH 和 TSH 不足,治疗疗程较长,往往需数月或更长才能达到疗效。患者在治疗期间或治疗后等待疗效期间,可使用肾上腺酶抑制药来控制皮质醇增多症。

目前,^{60}Co 伽马刀和 X 线刀作为新兴的立体定向放射技术,为垂体肿瘤的治疗开辟了新途径。这两种方法在放疗前均借助高精度的立体定向仪,在 CT 及 MRI 和 DSA 等影像技术参与下,对靶点进行准确的定位,再将 ^{60}Co 作为放射源的 γ 射线或直线加速器作为放射源的 X 线整合成狭窄的线束,精确而集中地照射靶点而使肿瘤细胞凝固坏死,达到治疗肿瘤的目的。γ 刀和 X 线刀的应用使照射部位更加精确,局部放射剂量增大,具有快捷、安全的优点。美国 Barkley 实验室和瑞典 Karolinska 医学院从 20 世纪 80 年代开始均应用 γ 刀和 X 线刀治疗垂体肿瘤,他们的大样本资料显示,术后随访 1~3 年,76% 的患者临床症状好转,无复发及并发症。但也有报道统计这 2 种方法治疗效果并未好于常规放疗。

4.药物治疗

药物治疗作为一种辅助治疗手段,也是库欣病治疗的一个重要方面。主要应用于术前准备或手术、放射方法效果不佳时。有两类药物,一类作用于下丘脑-垂体水平抑制 CRH-ACTH 分泌,另一类是作用于肾上腺皮质,通过对皮质醇合成中某些酶的抑制以减少皮质醇的合成。

(1)赛庚啶:5-羟色胺拮抗剂。Krieger 等报道对皮质醇增多症有效。一般认为赛庚啶可抑制 CRH 释放,使血浆 ACTH 水平降低,用量每天 24 mg,分 3~4 次口服,疗程 3~6 个月,缓解率可达 60%,但停药后复发。该药主要不良反应为嗜睡和食欲增加,多出现于治疗初几周,长期服用较安全。

(2)溴隐亭:多巴胺促效药和催乳素抑制药。Lambert 等用溴隐亭治疗 6 例库欣病,发现该药能抑制 ACTH 分泌。有人认为它能抑制垂体中间叶 ACTH 细胞,故对来自垂体中叶的 ACTH 瘤有效,停药后很快复发,用量为 10~20 mg,顿服。

(3)丙戊酸钠:γ-氨基丁酸转换酶抑制药。可使血浆 ACTH 和皮质醇水平下降,临床症状得到一定缓解。一般用量 0.3~0.6 g/d,6~8 周为 1 个疗程。

(4)奥曲肽:生长抑素的长效类似物。有报道能改善某些 ACTH 依赖型皮质醇增多症的临床和生化表现。常用量从 300 $\mu g/d$(分 3 次皮下注射)开始,逐渐加大剂量,可用至1 200 $\mu g/d$。

(5)氨鲁米特:格鲁米特的衍生物,具有弱的催眠作用,曾用于治疗癫痫。作用机制为阻断胆固醇转变为孕烯酮,使皮质激素的合成受阻,还能抑制 21-羟及 11-羟化。临床上对不能根治的肾上腺癌有一定疗效,用药后皮质醇水平可明显下降,ACTH 明显上升。常用量为0.75~1.0 g/d,分 3~4 次口服。有的患者用药后出现乏力、厌食、恶心、呕吐等肾上腺皮质低功的表现,此时应减少药物剂量,同时加用小剂量地塞米松。多数患者用该药有效,但停药后复发。不良反应很少,有头痛、头晕、嗜睡、皮疹及食欲减退等。

(6)米托坦:化学名称为邻对二氯苯二氯乙烷(O,P'-DDD),是一种肾上腺皮质激素分解药物,可以通过干扰一种或多种酶系,阻止皮质类固醇的合成,还可作用于肾上腺皮质正常或肿瘤细胞,使束状带和网状带退变萎缩,细胞坏死。在垂体放疗期间及放疗后使用起到药物性肾上腺切除作用。一般开始剂量为睡眠时 0.5 g,以后进餐时增加 0.5 g,几天后逐渐增加至 4~6 g/d。一般睡眠时服用总量的一半,其余分次于进餐时服用。在治疗 1 个月后,多数患者 17-DHCS 及 17-KGS 排出量下降。若效果不明显可增至8~10 g/d,维持 4~6 周,直到临床缓解或达最大耐受量,以后逐渐减量,使效果较好而又无明显不良反应。应用米托坦治疗,尤其与垂体放疗同时应用时可能会发生低皮质醇血症,故治疗开始时即加用地塞米松,开始剂量为 0.5 mg/d,以后逐渐增加,至替代量的 3~7 倍,严密观察有无低皮质醇血症的临床表现,同时检测血浆皮质醇水平,以调整用量和时间。此药治疗时会出现高胆固醇血症,一般停药 1 周后血胆固醇恢复正常。不良反应有食欲缺乏、恶心、呕吐、腹泻、嗜睡、眩晕、肌肉颤动、头痛、无力及皮疹、男性乳房发育、关节疼痛等。本药价格昂贵。

(7)美替拉酮:一种最早的类固醇激素合成抑制药,其作用机制是抑制肾上腺皮质 11β-羟化酶,使 11-脱氧皮质醇转变成皮质醇受阻。由于 11-脱氧皮质醇增加,使尿中 17-DHCS 和17-KGS排出增高,故疗效判断应以血皮质醇为指标。常用量为2~6 g/d,分次口服。不良反应为食欲减退、恶心、呕吐、女性多毛及低钾性碱中毒等。本药无国产,价格较贵。

(8)酮康唑:咪唑衍生物,广泛用于抗真菌治疗。可以抑制碳链酶和 17-羟化酶而使类固醇合成减少。近年来研究发现,在哺乳动物酮康唑能与糖皮质激素受体结合,竞争性抑制糖皮质激素引用。此药还可作用于睾丸,使血浆睾酮水平下降。治疗剂量为 0.2~1.0 g/d,4~6 周可见临床症状好转,生长指标改善。对肾上腺皮质腺瘤、腺癌效果明显而迅速,即使已存在肝、肺等转移,也可以使原发灶和转移灶明显缩小,说明这些肿瘤可能是激素依赖性的,当激素合成减少,则肿瘤难以存活。在异位 ACTH 综合征,即使在高 ACTH 血症情况下,皮质酮合成仍被抑制,适合于 ACTH 综合征的姑息治疗。库欣病治疗时,在皮质醇降低同时 ACTH 浓度也降低,治疗4~6周效果明显,无反跳现象。不良反应有严重的肝功损害,严重者发生肝萎缩,可出现厌食、恶心、呕吐、肾上腺皮质功能低下及男性乳房发育等。

(二)肾上腺皮质腺瘤治疗

肾上腺皮质腺瘤治疗多为单侧,手术切除效果好,但由于腺瘤患者肿瘤外的同侧肾上腺和对侧肾上腺萎缩,故术后应常规替代治疗6个月至1年。同时,为尽快促进萎缩的肾上腺皮质功能恢复正常,有学者主张肌内注射长效 ACTH,60~80 U/d,2 周后逐渐减员,每隔数天减 10 U。也有学者认为补充外源性 ACTH 会使自身 ACTH 分泌功能受到抑制,增加恢复时间。替代时常应用氢化可的松,维持量 25~37.5 mg/d。一般术后 1 周就可以减至维持量,但有少数病例已习惯高糖皮质激素状态,减量后常出现严重的不能耐受的肾上腺皮质低功症状,故可考虑延至手术后 1~3 个月减至维持量。以后再随着肾上腺功能逐渐恢复而递减。

(三)肾上腺皮质癌治疗

肾上腺皮质癌无论有无转移,均以手术治疗为主。对于肿瘤局限于肾上腺区域者,行单侧肾上腺根治性切除术,若肿瘤已发生远处转移,也应尽可能广泛地切除原发肿瘤和转移灶,这样可以提高药物治疗的效果。肾上腺癌发展快,淋巴转移早,发现时约 2/3 患者已有周围组织的浸润,患者术后5年存活率仅 25%,即使根治术,5 年存活率仅 50%,预后较差。

药物治疗一般首选米托坦,据报道 75% 的患者内分泌紊乱得到控制,约 30% 患者肿瘤可缩小,有学者认为对转移的肾上腺癌术后应用米托坦可以延续或防止肿瘤复发。但目前尚无证据说明米托坦能延长生存时间。其他可以选择的药物有氨鲁米特、美替拉酮、酮康唑等。

目前公认放疗对肾上腺皮质癌无大益处。

(四)异位 ACTH 综合征治疗

手术是首选方案,辅以化疗和放疗。凡体积小、恶性度低的异位分泌 ACTH 肿瘤,手术切除可获痊愈。即使局部有淋巴结转移,将这些淋巴结切除,再加局部放疗,同样可获良好效果。对于肿瘤体积大,和周围脏器粘连紧密的,可行减细胞手术,尽量将肿瘤细胞切除,术后加局部放疗,也可使病情暂时缓解,延长寿命。绝大多数患者在就诊时,肿瘤已不可能去除,仅能化疗和/或放疗,这种患者在姑息疗法治疗肿瘤的同时也可应用药物或手术解除高皮质醇血症,避免对患者生命的威胁。

在以下情况选用双侧肾上腺全切或一侧全切另一例大部切除来缓解症状。

(1)异位 ACTH 综合征诊断明确,但未找到原发肿瘤。

(2)异位 ACTH 肿瘤广泛转移,无法切除,而高皮质醇血症症状严重,患者情况尚能接受肾上腺手术。

药物治疗几乎是异位 ACTH 综合征姑息治疗所必需,首选抑制皮质醇合成药物,如酮康唑 $1.0\ g/d$,甚至 $1.2\ g/d$,可以成功治疗小细胞肺癌引起的皮质醇增多症。氨鲁米特、美替拉酮都可以单独或与其他药物联合应用,几天内就可完全控制皮质醇增多症,米托坦发挥作用慢,需几周才能控制皮质醇分泌,故应用不多。在应用药物同时注意补充替代剂量的肾上腺皮质激素,防止发生急性肾上腺皮质低功。

对于那些皮质醇增多症表现明显,又难以确定原发肿瘤部位的患者,在服用抑制皮质醇合成药物控制症状的同时,也应定期进行 B 超、CT 和 MRI 及 PET 等影像学检查反复查找,若始终未发现肿瘤,考虑行肾上腺切除手术。

(五)皮质醇增多症围术期治疗

1.术前治疗

皮质醇增多症患者多因长期高皮质醇血症而导致机体出现了一系列病理性变化,此时若不加纠正和改善即行手术治疗,则危险性极大,术中、术后可能发生严重并发症甚至危及生命。因此,肾上腺手术之前应对糖皮质激素过量对机体的损害进行有目的处理和纠正,使患者手术前调整到最佳状态。

(1)皮质醇增多症常出现高血压、水钠潴留等病理生理改变,从而加重患者的心脏负担,随着病程进展,心脏损害逐渐加重,而出现心律失常和心力衰竭。在手术治疗前应用适当的降压药物尽量使血压控制在正常或接近正常水平,可应用少量保钾利尿剂以减轻心脏负荷,对症应用抗心律失常药物。

(2)皮质醇增多症患者中,肾上腺皮质腺癌及异位 ACTH 综合征患者常伴有严重低血钾、碱中毒,有的还伴有钙磷代谢异常,应采用静脉补液并每天补充氯化钾 $3\sim6\ g$,同时纠正低钾血症和碱中毒,必要时须补充一定量的钙、磷制剂。

(3)糖尿病和糖代谢紊乱常需患者合理控制饮食,同时予以口服降糖药物或胰岛素治疗,解除患者的高血糖状态,以减少术后并发症的发生。

(4)对严重负氮平衡,机体抵抗力差,影响组织愈合能力的,可给予丙酸睾酮或苯丙酸诺龙治疗,存在感染的患者应完全得到控制后再手术,对无感染的,也有学者主张术前1～2天常规给予抗生素防止感染。

(5)皮质醇增多症临床症状非常严重者,还可应用皮质醇合成抑制药或ACTH释放抑制药来减轻临床症状,保证手术顺利进行。具体药物见前述。

(6)由于肾上腺肿瘤时肿瘤长期大量自主性分泌皮质醇,致使垂体ACTH分泌处于被抑制状态,同时对侧肾上腺及肿瘤周围正常肾上腺皮质也呈萎缩状态。为防止肿瘤切除术后体内皮质醇骤然不足,应从手术前1天开始给予糖皮质激素以备应激。手术前1天予甲泼尼龙或醋酸可的松两侧臀部各肌内注射50 mg,手术日晨再肌内注射50～100 mg或手术前6～12小时开始给氢化可的松静脉滴注。

2.术中治疗

手术时予氢化可的松200 mg加入5%～10%葡萄糖氯化钠注射液500～1 000 mL中缓慢静脉滴注,至肿瘤切除后加快滴速;若患者血糖较高,术中应予静脉滴注胰岛素以降血糖,根据监测血糖结果,增加胰岛素用量;术中也应监测酸碱平衡变化,定时检查血气并给予相应处理;在术者触摸肾上腺病变和切除时,应密切注意血压、心率等生命体征变化,若发生血压下降、休克等皮质醇危象表现时应及时给予对症急救治疗,并立即加大氢化可的松用量,术中应及时补充血容量,必要时补充部分胶体溶液,如"代血浆""血浆"等,术中出血较多时应及时输血。

3.术后治疗

术后当天再予氢化可的松100 mg静脉滴注;术后第1天予氢化可的松200 mg静脉滴注,有休克者常需300～500 mg,可同时肌内注射醋酸可的松50 mg或地塞米松1.5 mg,6小时1次;术后第2天、第3天予氢化可的松100～200 mg/d静脉滴注,或地塞米松肌内注射每8小时1.5 mg或醋酸可的松50 mg每12小时1次,术后第4天、第5天氢化可的松50～100 mg/d静脉滴注,或地塞米松1.5 mg每12小时肌内注射1次,或醋酸可的松50 mg每12小时肌内注射1次;术后第6天、第7天糖皮质激素改为口服泼尼龙,每次5 mg,3次/天。以后逐渐减至维持量。

第五节 醛固酮减少症

醛固酮减少症是由于醛固酮分泌减少成外周作用缺陷所致的一种内分泌疾病。临床表现为水、盐代谢紊乱和血流动力学异常为特征的一组综合征。

一、原发性醛固酮减少症

(一)先天性酶缺乏

在肾上腺皮质球状带醛固酮生物合成的最后一步,需 2 个重要的酶的参与:Ⅰ型皮质酮甲基氧化酶(CMO-Ⅰ,也称 18-羟化酶)和Ⅱ型皮质酮甲基氧化酶(CMO-Ⅱ,也称醛固酮合成酶)。前者使皮质酮在 18 位上羟化成 18-羟皮质酮,再由后者使 18-羟皮质酮在 18 位上氧化,最后合成醛固酮。分子水平的研究发现,在一些 CMO-Ⅰ和 CMO-Ⅱ缺乏病例中出现了编码细胞色素 P_{450} 酶(醛固酮生物合成最后步骤的催化酶)的基因突变,而使酶的活性被破坏,导致醛固酮减少。

CMO-Ⅰ型缺乏症少见,主要表现为球状带产生皮质酮过多,而 18-羟皮质酮不相应增加,基本上没有醛固酮生成;CMO-Ⅱ型缺乏症是一种常染色体隐性遗传病,也很少见,几乎都为伊朗犹太人,它与CMO-Ⅰ的区别在于 18-羟皮质酮较高。

CMO-Ⅰ及 CMO-Ⅱ缺乏的临床表现轻重与诊断时年龄有关,患儿随年龄增加病情转轻,CMO-Ⅱ缺乏多在出生 1 周及 3 个月时表现明显。临床上出现严重脱水、呕吐及不能生长,并有低钠、高钾血症及代谢性酸中毒,血浆肾素活性明显增高。

治疗上,婴儿和幼儿期要用盐皮质激素(氟氢可的松)治疗,年长的儿童、少年及大多数成人虽有类固醇激素的改变,却无临床症状,可不用药物治疗。有的未治患者在生长发育中也可自动正常化。

(二)肾上腺球状带功能衰竭

自身免疫病破坏肾上腺球状带时可出现选择性醛固酮缺失。危重患者如败血症、心源性休克等患者由于持续应激使 ATCH 持续升高,而抑制了 11β-羟化酶和 18β-羟化酶的活性,加之缺氧及多种细胞因子的作用,抑制了 ACTH 和肾素-血管紧张素 Ⅱ 对醛固酮分泌的刺激作用,也使肾上腺球状带分泌醛固酮减少。

对于自身免疫病引起的原发性醛固酮减少症,除病因治疗外主要采用潴钠激素,使尿钠排出减少,尿钾排出增多。①氟氢可的松 0.05～0.15 mg/d,口服。②去氧皮质酮(DOCA)5～7.5 mg,肌内注射或静脉滴注。③甘草流浸膏口服。④对脱水、失钠者,需经口或静脉补充钠盐。

对于危重的躯体疾病所致的醛固酮减少,因临床一般无严重并发症,仅进行对症治疗,不必应用盐皮质激素。但要注意慎用干扰肾素-血管紧张素-醛固酮系统的药物,如 β-肾上腺素能受体阻滞药、前列腺素合成酶抑制药、钙通道阻滞剂、抗多巴胺能药及肝素等。

二、继发性醛固酮减少症

(一)低肾素性醛固酮减少综合征(SHH)

SHH 又称远端肾小管酸中毒(RTA)Ⅳ型,并不少见。常于中老年发病,男性多于女性。约 50% 的患者合并糖尿病,80% 的患者合并慢性肾衰竭。本症的突出表现是高钾血症,70% 患者有高氯性代谢性酸中毒,50% 轻到中度低钠血症,大多数患者肾素活性及醛固酮水平降低。

轻症患者一般不需治疗,仅采用一些预防性措施及进行疾病教育,避免抑制肾素、醛固酮的因素;高钾血症主要为对症治疗,限制富含钾的食物如干果、肉、咖啡及代盐酱油等,避免输注库存血及钾盐,糖尿病患者控制好血糖,必要时应用胰岛素治疗,预防和治疗糖尿病自主神经病变。

对 SHH 同时合并有钠潴留的患者,利尿剂是主要疗法,有高血压、轻度肾损害及充血性心力衰竭的老年人,利尿剂比盐皮质激素替代疗法要好。此时应酌情选用排钾强的利尿剂如氢氯噻嗪和氯噻酮。

给予氟氢可的松 0.2 mg/d,2 周后可使 SHH 患者血钾正常,但有钠潴留和高血压的危险。严重的 SHH 可能需要醋酸氟氢可的松 0.1～1.0 mg/d(相当于 200～2 000 μg/d 醛固酮)。

(二)肾上腺切除后固酮减少症

醛固酮腺瘤手术切除后可因慢性血容量扩张而致醛固酮减少症。术后可发生几天或几周的严重高钾血症、低血压及轻度代谢性酸中毒。待对侧肾上腺球状带从长期受刺激状态恢复正常分泌功能需 4～6 个月,有的长达 18～24 个月,肾素-血管紧张素系统从抑制状态恢复过来也需要一段时间。在醛固酮分泌恢复正常之前,除有肾脏病变外,一般无须特殊治疗,患者可以多摄入盐并补充适量的水。少部分伴有肾脏疾病的患者(约 1%)被抑制的肾素-血管紧张素系统不再恢复,需终身使用盐皮质激素治疗。

(三)药物引起的醛固酮减少症

环孢素、肝素及钙通道阻滞药可特异性地抑制球状带产生醛固酮;糖胺聚糖多硫酸盐(如肝素)可影响醛固酮的生物合成,长期应用时产生醛固酮减少症及严重高血钾;β 受体阻滞剂和前列腺素合成酶抑制药通过抑制肾素释放和活性而引起醛固酮减少;血管紧张素转换酶抑制药通过阻止血管紧张素 Ⅱ 的合成而引起醛固酮减少,螺内酯、氨苯蝶啶及阿米洛尔通过拮抗醛固酮的作用而引起高钾血症;氨鲁米特、美替拉酮等大量应用时损伤肾上腺皮质而致醛固酮减少症;多巴胺能促效药如溴隐亭也可引起醛固酮分泌减少。临床出现高血钾、低血钠及代谢性酸中毒等醛固酮减少症。要注意有无上述药物的使用,若因为药物引起者,要予停用相关药物。

三、假性醛固酮减少症

由于盐皮质激素受体或受体后缺陷,而对盐皮质素缺乏反应或对盐皮质激素的作用产生抵抗所致疾病叫盐皮质激素抵抗性疾病,也叫假性醛固酮减少症(PHA),有两种类型。

(一)Ⅰ型假性醛固酮减少症

1.概述

Ⅰ型假性醛固酮减少症又称经典型 PHA,是由于高亲和位点与醛固酮结合减少或消失所致的一种受体缺陷病。本病罕见,是一种常染色体隐性遗传病,主要表现为婴儿期严重失盐,伴高血钾、生长发育迟缓,初诊时 80% 有酸中毒。因有多种靶器官对醛固酮无反应,也可出现汗液、唾液、结肠失盐。血及尿醛固酮升高,肾素活性升高,但两者之比正常,血浆脱氧皮质酮和皮质酮正常。患儿的死因多为严重的失盐和难治性高血钾。若婴儿能存活 1 年以上则预后良好。

2.治疗

治疗:在婴儿患者初期要警惕失盐危象和高血钾。当出现呕吐、脱水、低血钠、高血钾时,应立即大量补充钠盐[$10\sim40$ mmol/(kg·d)]和血容量。如血钾升高危及心脏,则立即采取紧急措施降血钾。该症对大剂量的盐皮质激素无效。患病的头几年需用碳酸氢钠及聚磺苯乙烯,同时加用吲哚美辛 50 mg/d 以减少所需钠盐。

饮食中补充氯化钠可缓解症状,使生长正常或改善。患者后来赶上生长,但很少达到平均身高及体重。多数患者随着生长,患儿的失钠保钾程度会减轻,可以不补盐而不发生低钠血症、高钾血症或酸中毒。在服用 12 个月后可停止补钠,但注意饮食中应有一定的钠摄入量,此时的醛固酮仍高。

(二)Ⅱ型假性醛固酮减少症

1.概述

Ⅱ型假性醛固酮减少症又称 Gordon 综合征。其原发性缺陷是肾小管重吸收氯异常增加。常见于青少年,常有家族史。临床上出现高血钾、高氯性代谢性酸中毒、高血压、低肾素血症、低醛固酮。对外源性盐皮质激素的抗利钠、抗利氯反应减弱。

2.治疗

应限制饮食中钠的摄入。用氢氯噻嗪或呋塞米利尿治疗可以纠正高钾血症,改善酸中毒病降低血压。可能因这些利尿剂增加氯排泄、减少氯再吸收及降低血容量,纠正高血钾,并使酸中毒因产胺量恢复正常而改善。有人认为可以用乙酰唑胺来纠正患者的肾脏排钾缺陷。也有人认为应用抗利尿激素来治疗,可以通过减少肾小管重吸收氯而增加尿钾排泄。

参 考 文 献

[1] 于新涛.临床内分泌研究[M].长春:吉林科学技术出版社,2022.

[2] 肖新华.糖尿病自我管理[M].北京:中国轻工业出版社,2021.

[3] 肖新华.内分泌代谢疾病病例精解[M].北京:科学技术文献出版社,2020.

[4] 田雪飞,周英杰,王华.图说糖尿病防治新理念[M].北京:金盾出版社,2021.

[5] 夏维波,李玉秀,李梅.协和内分泌大查房[M].北京:中国协和医科大学出版社,2021.

[6] 唐祝奇,孙淑芬,谭静,等.内分泌疾病诊断与治疗[M].开封:河南大学出版社,2021.

[7] 陆涛.实用内分泌诊疗学[M].昆明:云南科技出版社,2020.

[8] 庞国明,倪青,张芳,等.当代内分泌疾病研究精华[M].北京:科学出版社,2021.

[9] 王洪永,许彪,王娟,等.临床内分泌疾病理论与诊治[M].哈尔滨:黑龙江科学技术出版社,2021.

[10] 王淑芳.现代内分泌代谢疾病综合诊治[M].哈尔滨:黑龙江科学技术出版社,2021.

[11] 冯晓丹,谢翠华,龚妮容.糖尿病诊治和健康管理[M].广州:广东科技出版社,2021.

[12] 徐春.内分泌病例诊治精选[M].北京:科学出版社,2020.

[13] 夏维波,李梅,朱惠娟,等.遗传性内分泌代谢疾病[M].北京:人民卫生出版社,2022.

[14] 刘师伟.解密糖尿病并发症[M].北京:科学出版社,2021.

[15] 夏维波,李玉秀,朱慧娟.协和内分泌疾病诊疗常规[M].北京:中国协和医科大学出版社,2021.

[16] 刘芳,王韬,李校坤.糖尿病诊断与治疗[M].上海:上海科学技术文献出版社,2020.

[17] 胡仁明.糖尿病血管病变[M].北京:人民卫生出版社,2021.

[18] 田芳.临床内分泌诊疗学[M].天津:天津科学技术出版社,2020.

[19] 肖新华.实用糖尿病治疗学[M].北京:科学出版社,2021.

[20] 伍俊妍,王燕.内分泌代谢疾病[M].北京:人民卫生出版社,2020.

[21] 金山.甲状腺疾病进阶[M].沈阳:辽宁科学技术出版社,2021.

[22] 吕伟明,李杰.甲状腺和乳腺疾病答疑解惑[M].北京:科学出版社,2021.

[23] 陈鸿强.乳腺甲状腺疾病临床诊疗学[M].天津:天津科学技术出版社,2021.

[24] 韦伟,徐波,李朋.甲状旁腺外科少见临床病例汇编[M].郑州:郑州大学出版社,2021.

[25] 张新媛,肖新华.糖尿病相关眼部病变[M].北京:人民卫生出版社,2021.

[26] 翁建平,纪立农,董四平.1型糖尿病整合医疗管理路径[M].北京:人民卫生出版社,2021.

[27] 曲伸,李虹,王韬,等.糖尿病并发症诊断与治疗[M].上海:上海科学技术文献出版社,2020.

[28] 胡予.甲状腺疾病诊断与治疗[M].上海:上海科学技术文献出版社,2020.

[29] 徐美华,吴高峰,黄桥,等.内分泌科诊疗规范[M].哈尔滨:黑龙江科学技术出版社,2022.

[30] 王韬,李校堃,刘军.甲状腺功能亢进诊断与治疗[M].上海:上海科学技术文献出版社,2020.

[31] 滕卫平,单忠艳.甲状腺学[M].沈阳:辽宁科学技术出版社,2020.

[32] 王明伟.糖尿病并发症的发病机制及其药物治疗研究进展[J].继续医学教育,2022,36(4):157-160.

[33] 姜静雯,吴敏.糖尿病神经病变的诊治进展[J].神经损伤与功能重建,2022,17(2):95-96.

[34] 周红文,孟卓贤.代谢性疾病的遗传基础与分子诊治[J].遗传,2022,44(10):819-823.

[35] 殷放,邓琳,翁泽滨.甲状腺生物学指标与甲状腺乳头状癌的关系[J].中国实用医药,2022,17(25):32-35.

[36] 王松,张方洁,代文杰,等.甲状腺全切除术后甲状旁腺激素水平变化的相关因素分析[J].现代肿瘤医学,2022,30(12):2150-2156.